JN246792

在宅ケア学

[ 第5巻 ]

# 成人・高齢者を支える在宅ケア

JAHC 日本在宅ケア学会　編

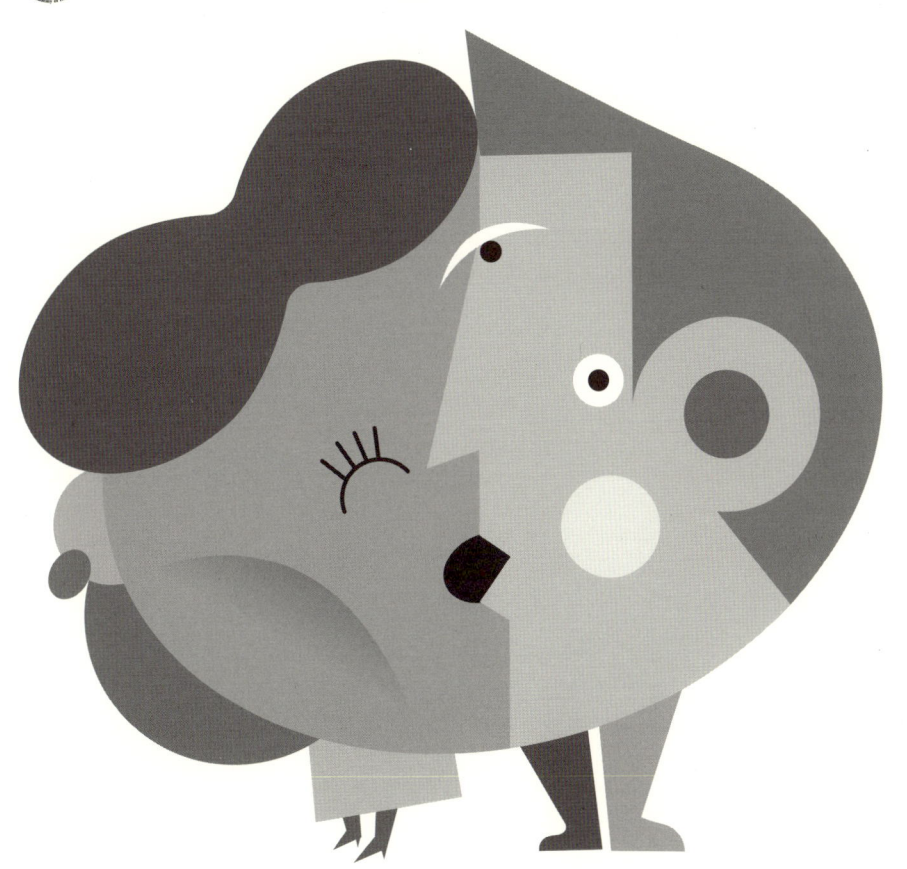

株式会社 ワールドプランニング

# はじめに

　人口高齢化とともに，慢性疾患をもつ人，介護を必要とする人が増えている．同時に，在宅ケアの社会的ニーズもますます増大していく．在宅ケアという用語がなにを意味するのかについては序章で論じているが，ノーマライゼーションの理念に基づき，慢性疾患や障害をもちながらも自分の個性や能力を発揮でき，地域社会で自分の好みに応じた生活を組み立てていくことを可能とするケアである，と理解することが適切であろう．

　在宅ケアを地域社会に根づかせるためには，保健予防，医療，看護，リハビリテーション，介護，社会福祉といった，ケアを実現するために必要なさまざまな領域の協働が必要である．さらに，住居や福祉用具などの環境整備，生きがいを支える人的なつながり，所得保障など，さまざまな条件整備が求められる．また，単に生活を継続するだけでなく，安心して最期を迎えられるためのケアもこれからの在宅ケアの重要な課題となっている．

　本巻では，成人・高齢者を支える在宅ケアを取り上げるが，上述のようにさまざまな領域やアプローチを含む在宅ケアを論じるにあたって，大きく3つの章を設定した．それぞれ在宅ケアの運営管理の3つの次元，すなわちミクロ，メゾ，マクロの次元に相当する．詳細は序章に記述している．第1章のミクロ次元では，利用者の状態像に応じた支援のあり方を記載している．

　在宅ケアを状態像に区分して記述するとなれば，どうしても知識，技術を中心とした内容になる．在宅ケアを論じるには，そのほかにも「ノーマライゼーションの理念」といった価値に関わる領域，現場の実践を規定している制度・政策の領域など，多面的な視点が要求されることになる．しかし，知識，技術，価値，制度・政策は時代とともに更新されていくものである．したがって本書もまた，今後，改訂を重ねていかなければならない内容を含んだものとなっている．

　在宅ケアを論じるのに多面的視点が必要だと述べたが，在宅ケアの実践も，医療，介護，福祉などの多様な機関とそこに所属する多様な職種の協働によって営まれている．そうした在宅ケアの特質を反映させ，本巻の執筆者も，日本在宅ケア学会の理事や評議員を中心に，看護学・医学のみならず介護学，社会福祉学の領域の実践家や研究者など，立場，専門領域を異にするさまざまな人々で構成した．このため記述の統一性という点では厳密な基準を設けることをしなかった．

　在宅ケアが目指すものは，当事者を中心とし，多くの人々の参加によって作り出される創造的な営みであることを念頭において，本書を読んでいただきたい．

2015 年 7 月

編集責任者　黒　田　研　二

# 執筆者一覧 (五十音順)

## 第1巻　在宅ケア学の基本的考え方
### 編集責任者　亀井　智子　聖路加国際大学看護学部

大森　純子　東北大学大学院医学系研究科

岡田　進一　大阪市立大学大学院生活科学研究科

小野　充一　早稲田大学人間科学学術院

小野若菜子　聖路加国際大学看護学部

加瀬　裕子　早稲田大学人間科学学術院

金川　克子　いしかわ在宅支援ねっと

叶谷　由佳　横浜市立大学医学部

亀井　智子　聖路加国際大学看護学部

狩谷　明美　県立広島大学保健福祉学部

萱間　真美　聖路加国際大学看護学部

國安　眞理　社会福祉事務所とも

河野あゆみ　大阪市立大学大学院看護学研究科

小西かおる　大阪大学大学院医学系研究科

佐々木明子　東京医科歯科大学大学院保健衛生学研究科

島内　節　人間環境大学看護学部

下田　信明　杏林大学保健学部

鷹田　佳典　早稲田大学人間総合研究センター

瀧澤　利行　茨城大学教育学部

田中　英樹　早稲田大学人間科学学術院

谷　和久　社会福祉法人町田市福祉サービス協会特別養護老人ホームコモンズ

田沼　寮子　東京医科歯科大学医学部

辻　彼南雄　ライフケアシステム，水道橋東口クリニック

中山　優季　公益財団法人東京都医学総合研究所

長谷川　幹　三軒茶屋リハビリテーションクリニック

福井小紀子　日本赤十字看護大学看護学部

増田　和高　鹿児島国際大学福祉社会学部

## 第2巻　在宅ケアと諸制度
### 編集責任者　山田　雅子　聖路加国際大学看護学部

赤羽根秀宜　中外合同法律事務所

綾部　貴子　梅花女子大学看護保健学部

石田　博嗣　桜美林大学大学院老年学研究科

岩本　大希　ケアプロ

宇都宮宏子　在宅ケア移行支援研究所

岡田　直人　北星学園大学社会福祉学部

小野　ミツ　九州大学大学院医学研究院

笠原　幸子　四天王寺大学短期大学部

川崎千鶴子　社会福祉法人うらら　みずべの苑

神田　美佳　聖路加国際病院医療社会事業科

神部　智司　大阪大谷大学人間社会学部

木戸　芳史　東京大学大学院医学系研究科

工藤　禎子　北海道医療大学看護福祉学部

河野　眞　杏林大学保健学部

小西かおる　大阪大学大学院医学系研究科

坂本　史衣　聖路加国際病院 QI センター感染管理室

佐々木静枝　社会福祉法人世田谷区社会福祉事業団

清水　由香　大阪市立大学大学院生活科学研究科

蘇　珍伊　中部大学現代教育学部

玉川　淳　内閣官房社会保障改革担当室

寺岡　佐和　九州大学大学院医学研究院

成田すみれ　社会福祉法人試行会青葉台地域ケアプラザ

橋本　卓也　大阪保健医療大学保健医療学部

畑　智恵美　四天王寺大学人文社会学部

畑　亮輔　北星学園大学社会福祉学部

小西かおる　大阪大学大学院医学系研究科

佐藤美穂子　公益財団法人日本訪問看護財団

島内　　節　人間環境大学看護学部

白澤　政和　桜美林大学大学院老年学研究科

髙砂　裕子　南区医師会訪問看護ステーション

辻　彼南雄　ライフケアシステム，水道橋東口クリ
　　　　　　ニック

角田　　秋　聖路加国際大学看護学部

服部万里子　服部メディカル研究所

水上　　然　神戸学院大学総合リハビリテーション学部

村田　　伸　京都橘大学健康科学部

安彦　鉄平　京都橘大学健康科学部

山﨑　恭子　帝京大学医療技術学部

湯澤　八江　松蔭大学看護学部

## 第6巻　エンド・オブ・ライフと在宅ケア
### 編集責任者　長江　弘子　千葉大学大学院看護学研究科

岩城　典子　千葉大学大学院看護学研究科

上野　まり　公益財団法人日本訪問看護財団

内田　陽子　群馬大学大学院保健学研究科

大竹しのぶ　練馬区医師会訪問看護ステーション

岡部　明子　東海大学健康科学部

梶井　文子　東京慈恵会医科大学医学部

片山　陽子　香川県立保健医療大学保健医療学部

河原加代子　首都大学東京健康福祉学部

佐藤美穂子　公益財団法人日本訪問看護財団

島内　　節　人間環境大学看護学部

島村　敦子　千葉大学大学院看護学研究科

諏訪さゆり　千葉大学大学院看護学研究科

関本　　仁　中央大学文学部

谷垣　靜子　岡山大学大学院保健学研究科

谷本真理子　東京医療保健大学医療保健学部

辻村真由子　千葉大学大学院看護学研究科

長江　弘子　千葉大学大学院看護学研究科

福井小紀子　日本赤十字看護大学看護学部

福田　裕子　まちのナースステーション八千代

本田　彰子　東京医科歯科大学大学院保健衛生学研究科

吉田　千文　聖路加国際大学看護学部

吉本　照子　千葉大学大学院看護学研究科

# 目次

━━━━━━━━━━ 序　章 ━━━━━━━━━━

## 成人・高齢者を支える在宅ケア

━━━━━━━━━━ 第1章 ━━━━━━━━━━

## 状態像に応じた在宅ケア

━━━━━━ 第 2 章 ━━━━━━

# 取り組み主体からみた在宅ケア

▰▰▰▰ 第3章 ▰▰▰▰

# 関連する制度と在宅ケア

# 序　章

## 成人・高齢者を支える在宅ケア

# 成人・高齢者を支える在宅ケア

　成人・高齢者を支える在宅ケアは，さまざまな制度や社会資源を活用して，サービスや支援が組み立てられている．ケアを担う人々は保健・医療・介護・福祉など多領域にまたがり，複数の機関，事業所が関わりながらケアが提供される．本章では，成人・高齢者を対象とした在宅ケアを総論的に論じる．まず，在宅ケアとはどのような特徴をもち，どのように定義したらよいかを，地域包括ケアをめぐる議論を含めて論じる．また，成人・高齢者のうちどのような疾病，状態の人が対象となるかを述べ，在宅ケア管理の3つの次元に関連させて，本書の構成を解説する．

## 1. 在宅ケアとは

　在宅ケアとは何だろうか．在宅ケアという概念は施設ケアに対比してつくられたものである．施設ケア，すなわち病院を含む医療施設や介護施設あるいは福祉施設などに入院・入所して受けるケアでは，その施設の種類に応じて，ケアを提供する対象者の特性が区分される．医療施設では，入院ベッドは診療科目によって区分されていたり，急性期，回復期，慢性期など疾患の状態像に応じて区分されている．介護保険法に基づく入所施設，障害者総合支援法に基づく入所施設など，介護施設や福祉施設は，それを規定する法律に基づいて，その施設の要件が細かく定められている．施設の種類が細分化されることで，その種類に応じて入院・入所する利用者の特性も細分化されている．

　そのような施設ケアに比べると，在宅ケアは次のような特徴を有している．まず，在宅ケアの対象となる人々の特性は実に多様である．子どもから高齢者まで，さまざまな疾病や障害をもつ人々がその対象に含まれている．提供されるケアの内容に注目すると，施設ケアでは施設の種類に応じて定まっており，利用者のニーズに応じてパッケージ化されている．施設ケアでは，利用者の意向をくみ取るとはいえ，施設側の判断でパッケージ化されたケアが提供される．在宅ケアでは，ケアを受ける人の特性やニーズに合わせて，1つひとつケアの内容を組み立てていかなければならない．しかも在宅ケアに含まれるさまざまなサービスは，保健医療や介護，福祉サービスなどさまざまな領域にわたり，それを提供する機関は複数に分かれていることがしばしばである．また，提供されるケアは，医療，介護，福祉といった制度化されたサービス（フォーマルサービス）だけではなく，家族やボランティアなどによるインフォーマルなケアも含まれてくる．

　なお，在宅ケアと関連して，在宅医療，訪問看護，居宅介護など類似の概念が用いられるが，

在宅ケアはこれらを含むより大きな意味合の用語である．在宅医療，訪問看護，居宅介護では，医療や介護の職種が利用者の住居に赴いてケアを提供するが，在宅ケアという概念は，通って受けるサービス，短期入所なども含めて，利用者が慣れ親しんだ住居や地域で生活を継続することを可能にするサービスや支援をすべて含むものである．

　こうした特徴をもつ在宅ケアをどう定義したらよいだろう．日本在宅ケア学会が2007年に刊行した『在宅ケア事典』は，「在宅ケアは，施設や病院に入所・入院をして受けるケアと異なり，不特定のさまざまなサービスや支援を利用者の個別ニーズに合わせて組み合わせ，個別化したサービスシステムをつくり提供するケアである」[1]と述べている．提供されるケアや支援には，人的サービスもあれば，給食サービス，福祉用具レンタルや住宅改修などものによるサービスもある．医療，介護，社会福祉などの職業的支援者によるサービスから，ボランティア，近隣住民，当事者同士の支え合いなどを基盤にした支援も含まれる．さまざまな要素によって在宅ケアは構成されており，その概念は，近年使用されることが多くなった「地域包括ケア」と重なるところが大きい．

## 2．地域包括ケアについて

　そこで，次に地域包括ケアという概念を検討しよう．そのためには，2003年6月に出された高齢者介護研究会報告書『2015年の高齢者介護；高齢者の尊厳を支えるケアの確立に向けて』[2]にさかのぼるのが適切であろう．同研究会は，「ゴールドプラン21」後の新たなプランの策定の方向性，中長期的な介護保険制度の課題や高齢者介護のあり方について検討することを目的としていた．報告書には「地域包括ケアシステムの確立」という項があり，そこには「地域包括ケアを確立するためには，在宅サービスの複合化・多機能化，新たな『住まい』の整備，施設における個別ケアの実現などとともに，介護と医療をはじめとする支援が継続的・包括的に提供される仕組みが必要」と書かれている．すなわち，個々の利用者の状況やその変化に応じて，介護サービスを中核としたさまざまな支援が継続的かつ包括的に提供される仕組みが，地域包括ケアである．継続的な支援の提供では，入院から地域，地域から入院といった変化に伴う支援が切れ目なく継続すること，ターミナルまで在宅生活を支える支援を作り出すことが目指されている．また，包括的な支援の提供では，介護保険以外のさまざまな社会的支援を必要とするケースに対して，保健，医療，福祉の専門職相互の連携や住民活動も含めた連携により，包括的な支援が提供されることが目指されている．

　地域包括ケアに関する議論は，2011年の介護保険法の改正に先立って出された『地域包括ケア研究会報告書』[3]（2010年3月）においても展開された．そこには，「地域包括ケアシステムは，ニーズに応じた住宅が提供されることを基本とした上で，生活上の安全・安心・健康を確保するために，医療や介護，予防のみならず，福祉サービスを含めた生活支援サービスが日常生活の場（日常生活圏域）で適切に提供できるような地域での体制」であり，「日常生活圏域は，おおむね30分以内に必要なサービスが提供される圏域として，具体的には中学校区を基本

とする」と定義されている．2011年の介護保険法改正では，国および地方公共団体の責務として，介護，予防，生活支援のサービスに関する施策を，医療，住まいに関する施策と連携させ包括的に推進する努力義務が，新たに条文に加えられた．厚生労働省はこの介護保険法改正の目標を「高齢者が地域で自立した生活を営めるよう，医療，介護，予防，住まい，日常支援サービスが切れ目なく提供される『地域包括ケアシステム』の実現に向けた取り組みを進めること」[4]と説明している．

　地域包括ケアは，介護保険制度との関連で議論されてきたため，その主な対象は高齢者である．対象を高齢者に限定すれば，地域包括ケアのほうが在宅ケアより対象を絞った概念となる．しかし，「地域包括ケア」そのものは，介護保険制度の枠組みの内部では完結し得ないものである．医療，介護，予防，住まい，日常支援サービスという5つの要素以外にも，障害者施策，雇用・就労支援，公的扶助などさまざまな領域との連携なしに，地域包括ケアは成り立たない．実際，高齢者虐待に対する養護者支援の取り組みなどでは，その必要性が高い．また入院医療と在宅ケアの間でのケアの継続性を確立することが求められている．さらに住民の理解と参加を抜きに，地域の「システムづくり」は進み得ない．このように考えると，地域包括ケアは在宅ケアの概念より内容の広いものとなる．

## 3．在宅ケアの必要性

　在宅ケアにせよ，地域包括ケアにせよ，そのような概念が強調されるようになってきたのには理由がある．人口高齢化とともに慢性疾患や障害をもちながら生活する人が増大してきているが，そのような人々の多くが，自宅で，あるいは自宅に近い環境で，生活を継続できることを望んでいる．ノーマライゼーションの思想とは，そうした生活を社会的に保障していこうというものである．施設ケアでは，施設の種類に応じて対象が選択され，施設のつごうによってそこでの生活は制限される．人々が自分の個性を発揮できて，自分の好みに応じた生活を組み立てていけるのは，自分の家や住み慣れた地域社会のなかにおいてである．慢性疾患や障害をもっていても普通に生活が継続できる．そのことを社会的に保障していくために，在宅ケア，地域包括ケアが求められている．

　介護保険制度において，2006年度から「地域密着型サービス」が創設されたが，そのなかには認知症の人のためのグループホーム，小規模（定員29人以下）の特定施設（有料老人ホーム等）や特別養護老人ホーム，通いや訪問によるサービスだけでなく宿泊も可能な小規模多機能サービスなどが含まれている．こうした地域密着型サービスは居住サービス機能をもっており，いわば施設ケアと在宅ケアの中間的存在である．介護保険の「居宅サービス」のなかには，特定施設入居者生活介護が含まれている．これは有料老人ホームなど特定施設に指定されたところに入居して受ける介護サービスであるが，有料老人ホームは，そこに住む人にとっては「自宅」であり，在宅ケアの一形態ということになる．「高齢者の居住の安定確保に関する法律」に基づき，2011年よりサービス付き高齢者向け住宅の登録制度が始まったが，サービス付き高齢

者向け住宅に住まいながら介護保険や医療サービスを利用することも，在宅ケアの範ちゅうに含まれることになる．

このように在宅ケアの概念そのものも，法律や制度の変化に伴い拡張してきている．施設ケアにおいても，特別養護老人ホーム等では個室化を図り，ユニットケアを導入することによって，グループホーム等と同様に自宅に近い環境のなかでケアを提供しようとする努力が進められている．在宅ケアを，ノーマライゼーションの理念に基づき，慢性疾患や障害をもちながらも自分の個性を発揮できて，自分の好みに応じた生活を組み立てていくことを可能とするケア，ととらえるならば，施設ケアにおいても在宅ケア化が求められているといえるであろう．

## 4．在宅ケアを必要とする人々の増加

疾病や障害をもちながら生活を送る人々が増えている．このことを統計的な数字から確認しておこう．介護保険制度において要介護または要支援と認定された人は，2012年4月に533万人であった．介護保険制度が発足した2000年4月には218万人であったから，12年の間に2.4倍増加したことになる．2009年度末のデータだと，65歳以上の人で要支援，要介護の認定を受けた人は470万人で，65歳以上人口（第1号被保険者）の16.2％を占めていた．年齢層別に認定を受けた人の割合をみると，65〜74歳では4.2％であるのに対して，75歳以上では29.4％，90歳以上になると68.0％というように，年齢とともに認定を受ける人の割合は大きく上昇する[5]．

わが国の人口は今後も高齢化が急速に進んでいく．2012年に65歳以上人口は3068万人，総人口に占める割合は24.0％であった．65歳以上人口は，2042年に3878万人となりピークを迎える．65歳以上人口割合はその後も増え続け，2055年には39.4％に達し，同年に75歳以上の人口割合は26.1％に達すると推計されている．こうした人口の高齢化とともに，当然，医療と介護を必要とする人の数も増加していく．単に人口が高齢化していくだけでなく，高齢者の世帯の構成も変化していく．これまでも3世代世帯の数やその構成割合は減少してきたが，その傾向は今後も進み，独居または夫婦のみの世帯が増えていく．家族によるインフォーマルなケアの提供がますます困難になるなかで，施設ケアの伸びを抑制しつつケアの質を高めていくためには，地域包括ケアシステムの実現を目指す政策をさらに推し進めていく以外に選択の余地はない．

介護保険制度のサービスを受給した65歳以上の人は2012年1月審査分では423万人であり，性別では男性が28.4％，女性が71.6％を占めていた．介護が必要になった主な原因に注目しよう．2010年の「国民生活基礎調査」によると，「脳血管疾患」が21.5％ともっとも多く，次いで「認知症」15.3％，「高齢による衰弱」13.7％，「関節疾患」10.9％などであった．男性では「脳血管疾患」が32.9％で特に多かった．女性では，「認知症」17.5％，「高齢による衰弱」16.3％，「脳血管疾患」15.9％，「関節疾患」14.1％の順であった．性別の介護が必要になった疾患の分布を2001年の「国民生活基礎調査」と比べてみると，男性の「脳血管疾患」は42.9％

から 10 ポイント低下している．女性では，当時「脳血管疾患」20.2%，「高齢による衰弱」14.8%，「転倒・骨折」14.8%，「認知症（当時は痴呆）」13.0%といった順であった．介護が必要となる原因疾患の順位や割合は，予防対策の進展や人口高齢化の影響を受けて変化していることが分かる．

　医療保険に基づいて提供される訪問診療や往診，訪問看護などのサービスでは，上記の介護を必要とする原因疾患には表されていない状態の人々も対象となってくる．そこには，神経難病患者，がんの末期の人など，人工呼吸器，経管栄養，疼痛の緩和など日々の医療的ケアが必要な人々も多く含まれてくる．

　認知症をはじめ精神障害をもつ人の在宅ケアの必要性も今後増大していく．厚生労働省が 2012 年に公表した認知症をもつ人の将来推計では，介護保険の認定を受けているランク II 以上（日常生活に支障をきたす症状がみられる状態）の認知症の人は 2010 年に 280 万人（65 歳以上人口の 9.5%）であったが，2025 年には 470 万人（65 歳以上人口の 12.8%）に増加すると予測している[6]．また，障害者総合支援法，精神保健福祉法に基づく施策では精神障害者の退院促進，地域移行支援が求められており，障害のある人々の地域生活を支援する施策の強化が要請されている．

　疾病構造の変化や人口高齢化，生活の質を重視した医療と介護への期待の高まり，入院や施設ケアに要する費用増加の抑制といった要因から，在宅ケアの需要は今後もますます増加していくことが予想される．

## 5．在宅ケア管理の 3 つの次元

　在宅ケアの質を確保し，ケアの内容を改善していくための，在宅ケアの運営管理[1]を以下の 3 つの次元に分けて考える．第一は，個別ケア，すなわちケアを必要とする個人に提供されるケアの管理の次元である．第二は，ケアを提供する組織体の管理の次元である．第三は，国や自治体および地域においてケアを提供する仕組みや制度の管理という次元である．この 3 つの次元は，ソーシャルワークでいうミクロ，メゾ，マクロの次元に相当する．

　個別のケアの次元，ミクロレベルでは，利用者のニーズに即してケアプランをつくり，さまざまなサービスを総合的に提供していくことが必要となる．それを可能にするためには，調整機能すなわちケアマネジメントの機能を組み込むことが求められる．利用者のニーズは，医療，介護の必要性のみならず日常生活，社会生活の維持や改善に向けて，複雑で，多面的なものであるため，利用者自身の意向や価値観を尊重しつつ，多職種の協働によるニーズアセスメントとケアプラン作成が必要となることが多い．保健医療と福祉の専門職には，ニーズに対応してそれを充足，解決していくための支援方法の開発や改善が求められている．それと同時に，サービスの質的改善，制度的改善を視野に入れたメゾレベル（サービス提供組織），マクロレベル（地域の仕組み，行政制度，政策）への働きかけも必要となる．本巻では，ミクロレベルでのアプローチに関しては，第 1 章において「状態像に応じた在宅ケア」として，在宅ケアの対

象となることの多い状態への対応を論じている．

　組織が提供するケアの管理の次元，すなわちメゾレベルでの取り組みの主体として，本巻では，第2章において成人・高齢者の在宅ケアで重要な役割を担うことが多い4つの組織体を取り上げた．すなわち，医療機関，訪問看護ステーション，居宅介護支援事業所，地域包括支援センターである．地域包括支援センターは介護保険法の改正により2006年4月から創設された地域の総合相談窓口であり，諸機関との連携と連絡調整，ネットワークづくりの機能が期待されている．このほかにも，介護保険法や障害者総合支援法に基づく事業所や施設，保健医療と福祉のさまざまな専門職団体など，在宅ケアの提供という観点で検討すべき組織体は多いが，重要と思われる4つに絞った．

　マクロレベル，すなわち成人・高齢者を対象とする在宅ケアに関連する仕組みや制度は複雑であり，医療制度，介護保険制度，障害者のための諸制度（障害者基本法，障害者総合支援法等に基づく制度）など多岐にわたっている．また近年，利用者本位の支援を促進し，利用者の権利を擁護する政策も強化されてきた．在宅ケアの従事者はこうした制度を理解したうえで，それらを活用しつつ，さらにその制度的改善，運用上の改善を図っていく視点をも持ち合わせていなければならない．本巻の第3章では，医療法に基づく医療計画，障害者政策，利用者の権利擁護，地域包括ケアシステムを取り上げて論じている．

【序章文献】
1）川村佐和子：在宅ケア管理．（日本在宅ケア学会監）在宅ケア事典，286-287，中央法規出版（2007）．
2）高齢者介護研究会：2015年の高齢者介護；高齢者の尊厳を支えるケアの確立に向けて（http://www.mhlw.go.jp/topics/kaigo/kentou/15kourei/，2013.12.31）．
3）地域包括ケア研究会：平成21年度老人保健健康増進等事業「地域包括ケア研究会報告書」（http://www.kantei.go.jp/jp/singi/kinkyukoyou/suisinteam/TF/kaigo_dai1/siryou8.pdf，2013.12.31）．
4）厚生労働省：介護保険制度改正の概要及び地域包括ケアの理念（http://www.mhlw.go.jp/stf/shingi/2r9852000001oxhm-att/2r9852000001oxlr.pdf，2013.12.31）．
5）内閣府：平成24年版高齢社会白書（http://www8.cao.go.jp/kourei/whitepaper/w-2012/zenbun/24pdf_index.html，2013.12.31）．
6）厚生労働省：認知症高齢者数について（http://www.mhlw.go.jp/stf/houdou/2r9852000002iau1-att/2r9852000002iavi.pdf，2013.12.31）．

（黒田研二）

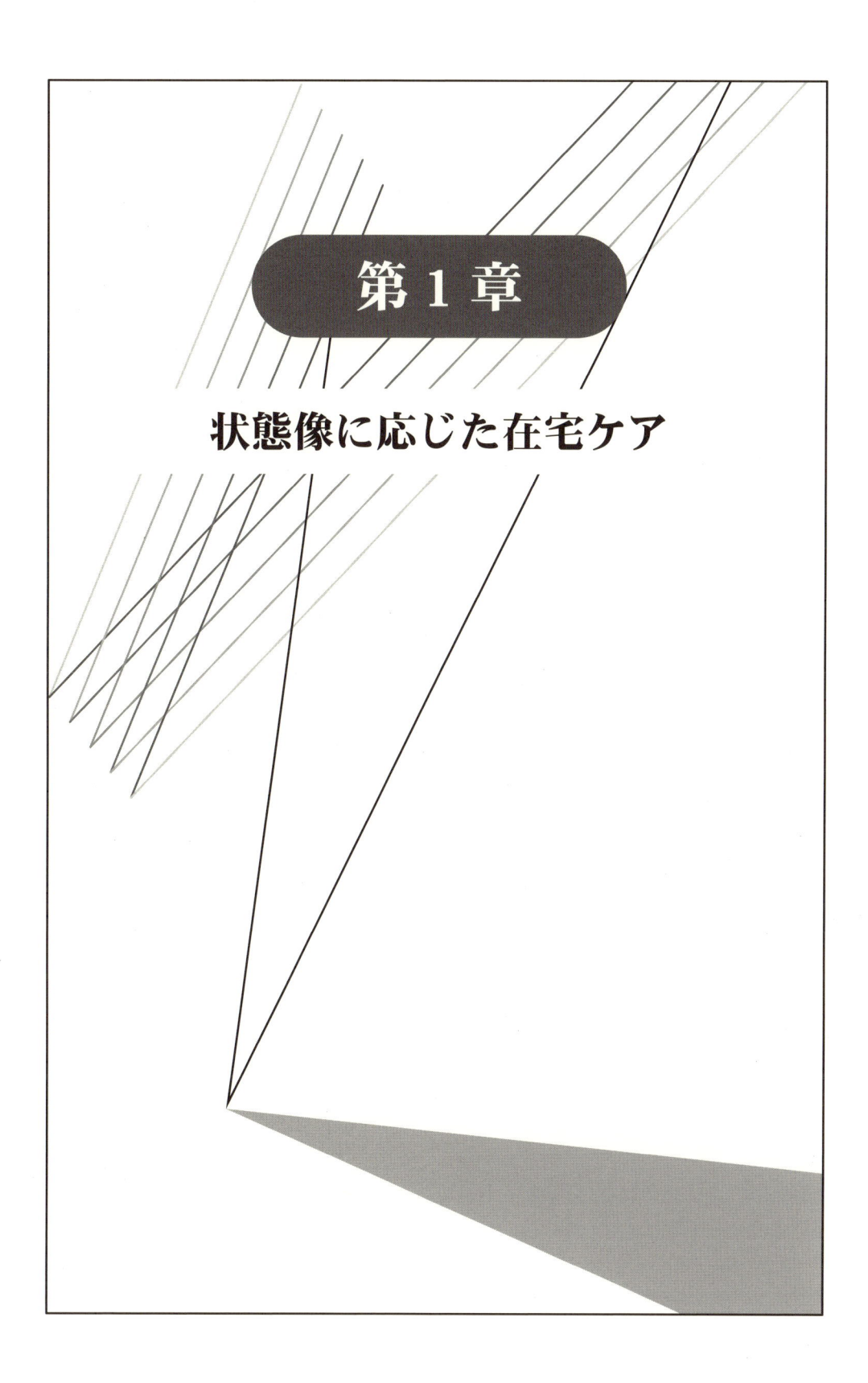

# 第1章

## 状態像に応じた在宅ケア

# I. 脳血管疾患と在宅ケア

## 1．はじめに

　脳血管疾患は介護や支援が必要となった主な原因のおよそ5分の1以上を占め，在宅ケアにおいても療養者の多くを占める疾患のひとつである．本稿では，脳血管疾患の現状と疾患管理，社会資源，そして，地域における脳血管疾患発症後の在宅療養者に対する取り組みを紹介し，近年増加傾向にある若年における脳血管疾患の在宅ケアの事例を取り上げ，今後の課題を考察する．

## 2．脳血管疾患とは

### 1）脳血管疾患の病態

　脳血管疾患は，クモ膜下出血，脳内出血および脳梗塞など脳動脈に異常が生じることで起こる疾患の総称である．脳血管疾患発症後は救命後に神経損傷に伴う後遺障害として，片麻痺，知覚障害，言語障害，意識障害，嚥下障害，高次脳機能障害などが起こり，上下肢麻痺は34～74%に残存するといわれている[1]．また，高次脳機能障害の主な症状には注意障害，記憶障害，情報処理速度の低下，自己意識性の低下，遂行機能障害，易疲労，社会的行動障害があり，麻痺などの身体障害とは異なり，目にみえにくい障害のため，本人・家族では気づきにくいことがある．

### 2）脳血管疾患の現状

　脳血管疾患は死因別の死亡率（人口10万対）の年次推移でみると，1951年に結核に変わって第1位となったが，1961年をピークに低下し，1981年には悪性新生物に変わり第2位に，さらに1985年には心疾患に変わり第3位となり，その後も低下傾向にあった．2011年には，肺炎に変わり第4位となり，死亡総数に占める割合は10.0%となっている．一方，死亡原因は低くなったものの，介護が必要となった主な原因における割合では24.1%が脳血管疾患となっており，他の疾患に比較し要介護度が高く国民医療費の第2位となっている（平成22年国民生活基礎調査）．2008年の患者調査では，75～85歳の受診者がもっとも多い．しかし，平成22年国民生活基礎調査によると，医師から脳卒中といわれたことがある者の割合（30歳以上）は，40～60歳代で前回調査の2000年度に比較して高くなってきている（図1-1-1）．また，絶対数こそ少ないものの30歳代の若年層の脳血管疾患の患者が増加傾向にあるとの報告もある[2]．

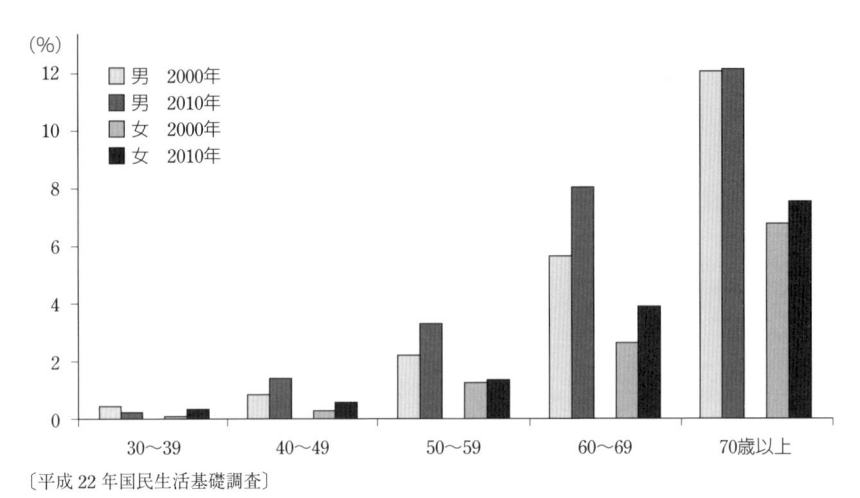

〔平成 22 年国民生活基礎調査〕

図 1-1-1　医師から脳卒中といわれたことがある者の割合

## 3）脳血管疾患の在宅ケアにおける課題

### （1）療養者の生活について

在宅ケアでは，入院中に比べ療養者自身の意志が反映されやすく，患者の身体能力より家族の意に添うことが多い．したがって，療養者個々の背景因子（職業の有無，住居環境，家族構成，介護力など）を把握しアセスメントしていく必要がある．療養者の在宅復帰後は，発症前の生活スタイルを取り戻すことを目標に掲げ，趣味や特技などを積極的に導入することや他者との交流など社会参加を目指すことも重要である．

一方，40〜60 歳代の成人期の脳血管疾患の発症が増加傾向にあり，この年代は社会参加や復職が課題となってくる．しかし，脳血管疾患を発症したあとの復職率は 30％程度であり，決して高くはない．また，現職で復職できる症例の大半は軽症の患者となっている[3]．

### （2）疾患管理について

残存機能の促進とともに再発予防として，高血圧・糖尿病・脂質異常症の管理，生活習慣（飲酒・喫煙）の改善が重要となる．脳血管疾患の在宅療養に多く認める合併症に，肺炎，骨折，廃用症候群があり，肺炎や骨折は安静臥床から，廃用症候群を引き起こし寝たきりとなることがある．また，脳血管疾患発症後に PSD（post-stroke depression；脳卒中後うつ病）が軽症の脳血管疾患患者も含めて約 40％の患者に発症している．PSD を放置すると①リハビリテーションの参加意欲が低下して ADL（activities of daily living；日常生活動作）の回復が遅れる，②認知機能がより障害される，③死亡率が 3 倍以上高まる，といわれている[4]．したがって，患者の表情や態度からうつ症状を見逃さないことが重要である．

一方，高次脳機能障害は，2001 年から 5 か年にわたり「高次脳機能障害支援モデル事業」が実施され，医療および福祉の施策に関する総合的な取り組みが開始された．高次脳機能障害の症状別の原因として，失語症および失認症・失行症においては脳梗塞と脳内出血が原因の 80％を超え，記憶障害，注意・遂行機能障害，行動・情緒の障害，認知症（痴呆症）においても脳梗

塞・脳内出血が原因のおよそ 50～60％と報告されている[5]．また，脳血管疾患の後遺症として高次脳機能障害を有する人の割合は 85％とあり[6]，日常生活では，薬の飲み忘れや食事，排泄，更衣，入浴時などの手順の忘れなど自立した生活に支障をきたす可能性がある．

　そこで，在宅ケアでは療養者になにができるのか，現況における細かな見極めが必要となる．特に独居の場合は，生活上の細かな見守りが必要となることもあり，短時間，頻回な生活介護，訪問サービス等の利用が必要である．また，状況によっては自宅での生活が不可能になることがあり，在宅ケアを維持するために，ケアマネジャーや行政機関，ケアに関わるスタッフなどが，療養者にとって必要なことをアセスメントし，利用可能なサービスを探し，安定した利用が可能となるよう各資源の調整を図る必要がある．

　（3）介護者について

　現在，脳血管疾患の場合，65 歳以上の第 1 号被保険者と 40 歳以上 64 歳までの第 2 号被保険者は介護保険にて療養生活におけるサービスを 1 割の自己負担で受けることが可能である．しかし，脳血管疾患の罹患者は高齢者に多く，介護度が高い療養者が多いため，加齢とともにADL は低下し介護負担は増える一方である．また，療養生活が長期にわたることから，経済的問題によりサービスの利用を控えるケースも増える傾向にあるため，介護者の思いや介護負担の状況，精神的苦痛についてもアセスメントをしていく必要がある．今後，さらに高くなる高齢化率に伴い高齢者の単独世帯や老老介護など，介護者の状況も考慮した社会資源の調整が必要となってくる．

## 4）脳血管疾患の在宅ケアの社会資源

　（1）介護保険による社会資源

　訪問看護，訪問入浴介護，訪問リハビリテーション，居宅療養管理指導，通所介護（デイサービス），通所リハビリテーション（医療機関のデイケア），短期入所生活介護・短期入所療養介護（ショートステイ），日常生活用具貸与など

　（2）地域の社会資源

①保健所・市町村で実施している機能訓練教室（リハビリ教室）

②社会福祉協議会が実施している日常生活自立支援事業

③社会福祉法人，NPO 法人などが実施している中途障がい者支援センターなど（全国で実施されているわけでない）

④高次脳機能障害支援センター，障害者福祉センターなど

⑤その他；配食サービス，送迎サービス，緊急通報システム，住宅改修費助成・貸与，おむつ手当等，介護者の家族会など

≪地域における脳血管疾患発症後の在宅療養者に対する取り組み例≫

　脳血管障害後遺症の在宅療養者は，主に介護保険サービスの利用となり，居宅介護支援事業者による支援サービス調整が行われる．また，介護保険被該当者の場合でも 40 歳以上 64 歳ま

ででは（サービス内容は居住する市町村によって異なる），次の①②のような成人向けの保健福祉サービスの利用が可能となることもある．

　①家庭訪問；療養上の保健指導が必要な家族等に対して，保健師・栄養士・歯科衛生士などが家庭訪問し，介護者の健康維持のための相談や介護の方法または工夫について助言や指導を行う．

　②リハビリ教室・言語リハビリ教室（機能訓練教室など名称は異なる）；脳血管障害後遺症などの障害者（おおむね40歳以上64歳まで，病院でのリハビリを終了し，座位の維持が可能なおむつ非使用者）に，リハビリを中心としたさまざまな活動を通して，体力の維持・疾病の予防・生きがいづくり・生活圏の拡大・仲間づくりなどを支援している．また，言語障害がある対象者には，コミュニケーション方法の獲得を支援する言語リハビリ教室を実施している．

≪中途障がい者地域活動センターについて（A市B区の紹介）≫
　脳血管疾患等の後遺症があり，在宅の40歳以上64歳までの障害者で，自力での通所が可能な人たちが集まり，軽作業・学習活動・地域交流などを通じて，地域社会で自立して生活することを目指す施設である．区役所で実施されるリハビリ教室（リハビリ教室も委託され実施しているセンターもある）を終了した人たちの次の活動の場となっている．区の保健師の介護認定調査時，身体障害者手帳の交付時，もしくはケアマネジャーなどに紹介されて利用を開始しているケースが多い．ケア（支援）に関わる職種は看護師，保健師，社会福祉士，介護支援専門員，言語聴覚士，理学療法士，作業療法士，医師などである．ここは65歳（最大70歳まで）で卒業となるが，卒業を待たずに，地域の作業所へ移行していく利用者が2割程度，元の職場に復帰していく利用者が1割程度となっている．

≪中途障がい者地域活動センターにおける他職種間の連携とケアの倫理≫
　介護保険によるデイサービス施設は高齢者が多いため，麻痺がある若い療養者が高齢者と同様のサービスを受けると「できるADL」と「しているADL」の乖離を招き，さらに機能が低下する可能性がある．中途障がい者地域活動センター（以下，センター）では，できることの経験値を上げるために自分でできることは自分で行い，さらに新たにできることを発掘していくケア（サポート）を行っている．たとえば，高次脳機能障害で記憶障害のある利用者には自分が体験していることを常にメモにとるように促している．センターでは当日の活動内容を全員の前で各自が発表していくのだが，発表時に自分の行った活動を思い出すことができないときにメモをみることで発表が可能となり，そのような成功体験を重ねていくことでできることを獲得していく．また，センターでは利用者と地域とのつながりを重要課題に挙げ，活動プログラムに地域との協同事業を多く組み込んでいる．

## 3．脳血管疾患の在宅ケアの事例展開

　脳血管疾患の在宅ケアでは訪問看護を利用している療養者の事例が多く紹介されている．しかし，本稿では前述で紹介したセンターを利用し，近年，増加傾向にある若年で脳血管疾患を発症した在宅療養者を事例に挙げ，在宅ケアの視点を考察することにする．

### 1）療養者のプロフィール
　①療養者；67 歳，男性
　②家族の状況；独居（妻は 7 年前に離婚し娘夫婦と同居している）
　③既往歴・現病歴；53 歳のとき，脳出血にて右片麻痺（上肢・下肢）
　④発症前の生活；大手電機メーカーに勤務し，毎晩，遅くまで働き仕事を中心とした生活をしていた．人づき合いは好きなほうで仕事帰りに同僚と飲みに行くことも多かった．
　⑤発症後の生活；脳血管疾患発症後，麻痺のため復職はむずかしく退職を余儀なくされた．さらに，結婚後に住み慣れた土地から引っ越していたため，近隣に友人もいなかった．麻痺のある身体で外出することもできず，テレビのニュースと新聞を読むだけで自宅に引きこもる生活を送っていた．在宅療養を始めてから，区役所の保健師が月に 1 回訪問に来て状況を把握していたが，訪問からしばらくたったときセンターへの参加を勧められた．
　⑥現在利用しているサービス；要支援 2，障害者手帳 1 種 2 級
　・介護保険；ケアマネジャー，ヘルパー 2 回/週
　・地域のサービス；中途障がい者地域活動センター 5 回/週，市の障害者スポーツ文化センター 1 回/週，近隣区の障害者グループ 1 回/週
　・医療；1 回/月（脳外科），1 回/週（リハビリ）
　⑦本人の思い；療養者は発症後，いずれは元の機能に回復すると考えており，復職を希望していた．退職後も頑張れば元にもどりどこかに就職ができると考え，ハローワークにも足を運んでいた．しかし現在は，リハビリは元にもどるために行うのではなく機能を落とさないためであるととらえている．脳血管発症後に引きこもりの状態（うつ状態）になったことは療養者にとってつらい時期であったため，可能な限り外出をして仲間との交流を望んでいる．

### 2）本事例における在宅ケアの留意点
　（1）疾患管理について
　①再発予防；センター利用開始時には喫煙中であった．また，離婚をしたため食生活が乱れ血圧が高い状態であった．本事例の療養者はセンターですごす時間が多いことから，センターのスタッフの看護師が血圧の測定方法を指導，毎日自分で測定することを促し，利用者の自己管理能力を高めることを目指した．また，ケアマネジャー，保健師，センターのスタッフ，本人と話し合い，食生活を規則正しく整えるため，カロリーと栄養バランスが計算されている宅配給食を夕飯に取り入れ，生活習慣の改善を図った．喫煙についてはセンターのスタッフが定

期的に面談を行い，禁煙を促していった．

②ADL 低下予防；左下肢に麻痺があるため転倒の危険があり，過去に自宅内で転倒し骨折を
している．センターでは転倒予防のための体操を行い，また自宅の周辺の散歩など積極的にリ
ハビリを促し，本人が自ら行動し，機能低下を防ぐことを目指した．

（2）心理社会面への配慮

本事例の療養者は他者の気持ちが理解できないところや，その場に不適切な多弁がみられる
など，新しい人間関係を築くことがむずかしいと考えられた．しかし，療養者は社会とのつな
がりを望み，70歳でセンターを退所したあとも新しい人間関係を築くことが可能となるような
体験を積み重ねていく必要がある．そこで，人間関係を良好にコントロールするために，セン
ターでは事業検討会議など他者の意見を聞きつつ，自分の意見を言えることを目的としたプロ
グラムに参加してもらい，療養者が他者を理解し，良好なコミュニケーションが可能となるこ
とを目指した．

（3）多職種連携

療養者は独居であり，家のなかの清潔に注意を向けることができない状況であった．そのた
め，自宅でつまずき転倒骨折を起こしたことがある．そこで，センターのスタッフとケアマネ
ジャー，行政の保健師，本人，姉と話し合い，ヘルパーサービスを週2回導入し，家の清潔を
保持するとともに転倒骨折を予防することにした．また，夕飯に宅配給食を導入することで，
栄養管理とともに安否確認の機会とすることにした．本事例では療養者がセンターで生活する
時間が長いことから，センターのスタッフがケアマネジャーに療養者の情報を提供し，ケアマ
ネジャーから各機関へ情報提供を行っている．また，新たな社会資源が必要になるときは行政
の保健師とセンターのスタッフ，ケアマネジャー，本人が話し合い，本人の目標や状況に応じ
た解決ができる体制をとっている（図1-1-2）．

## 4．まとめ

本事例の療養者は，50歳代という働き盛りに脳血管疾患を発症し片麻痺となり，また在宅療
養に移行後うつ状態となった．しかし，行政の保健師の働きかけとセンターのスタッフの支援
によって社会とのつながりを保ち，独居でありながらも介護保険と介護保険以外のサービス等
を活用しながら在宅療養を継続している．療養者は，うつ状態で自宅に引きこもり，他者との
つながりがまったくできなかった状態を再度経験したくないと考え，リハビリを続けている．
また70歳でセンターを退所した後は介護保険サービスによるデイケア・デイサービスを利用
せず，地域の社会資源を利用しながら社会参加していくことを望み，在宅ケアに関わるスタッ
フもその目標をサポートしている．

脳血管疾患の在宅ケアでは発症後に残った後遺症や重大性に着目してしまいがちになり，療
養者の身体機能，生活の質の可能性を低く評価してしまう可能性がある．しかし，脳血管疾患
の在宅ケアに関わるうえの視点として，後遺症があったとしても廃用性の機能低下を予防しな

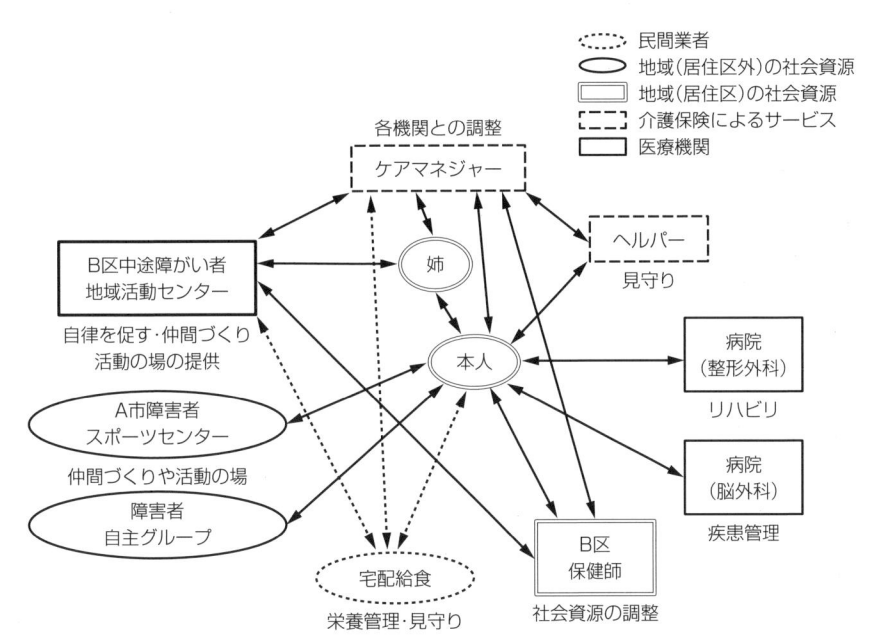

図1-1-2 本事例の在宅ケアに関わる機関とスタッフと役割

がら療養者になにができるかという点，また，療養者が孤立せずにいかに生きがいをもって楽しく生活できるかという点に着目しながらケアしていくことが必要であると考える．

【第1章 I ．文献】
1) 棚橋紀夫：動脈硬化関連ガイドライン；脳梗塞治療ガイドライン．医学のあゆみ，**245**（13）：1308-1312（2013）．
2) 佐伯　覚：脳卒中患者の職業復帰．日職災医誌，**51**：178-181（2003）．
3) 豊田章宏：勤労者世代における脳卒中の実態；全国労災病院患者統計から．日職災医誌，**58**：89-93（2010）．
4) 木村真人：脳卒中後のうつ病とアパシー．日本神経救急学会雑誌，**24**：71-77（2012）．
5) 種村　純，伊藤元信，大槻美佳，ほか：高次脳機能障害全国実態調査報告．高次脳機能研究，**26**（2）：209-218（2006）．
6) 登喜和江，森下晶代，高田早苗，ほか：脳血管障害後遺症としての高次脳機能障害の実態；発症頻度とその程度，日常生活への影響．日本看護学会論文集　成人看護 II ，**39**：367-369（2009）．

（山﨑恭子）

# II. ロコモティブシンドロームと在宅ケア

　厚生労働省は，国として進める健康づくり運動「健康日本 21（第 2 次）」の目標のひとつに，健康寿命の延伸を盛り込んだ[1]．その具体的数値目標のひとつにロコモティブシンドローム（ロコモ）の認知度の向上が取り上げられている．

　ロコモとは，「運動器の障害によって，移動機能が低下した状態」[2]と定義され，運動器の機能障害およびその予備群を含む広い概念である（図 1-2-1）．この概念を国民に広く周知することで，要介護状態になる前に運動機能の脆弱化を自覚し，生活習慣や運動習慣を見直すことで健康寿命の延伸が期待されている．なお，運動器とは身体活動を担う筋・骨格・神経系の総称であり，筋肉，腱，靭帯，骨，関節，神経などが密接に連携して運動器としての役割を発揮している．

## 1．ロコモの診断

### 1）ロコモーションチェック（ロコチェック）

　より多くの人が早期に運動器の脆弱性を自覚し，その対策として運動を始めることを目的に，日本整形外科学会では 7 つの自己チェック項目を作成した（図 1-2-2）．

　ロコチェック項目は，①片脚立ちで靴下がはけない，②家のなかでつまずいたり滑ったりす

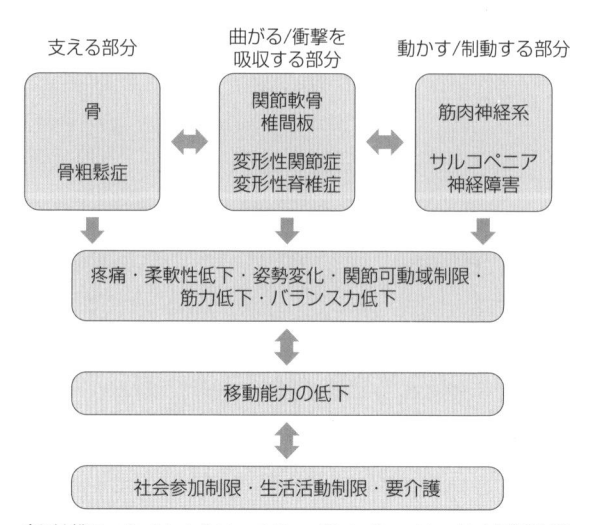

〔中村耕三：みてわかるロコモティブシンドローム．日本医師会雑誌，144（特別号（1））：S2，2015 より改変〕

図 1-2-1　ロコモの概念図

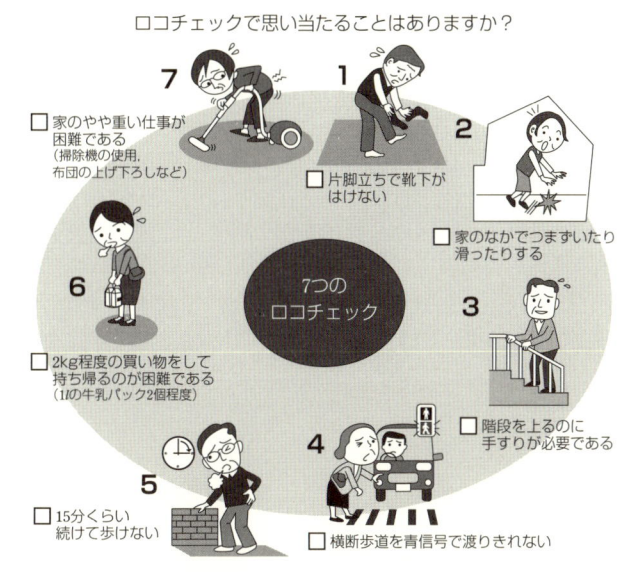

ロコチェックで思い当たることはありますか？

7
□家のやや重い仕事が
困難である
（掃除機の使用,
布団の上げ下ろしなど）

1
□片脚立ちで靴下が
はけない

2
□家のなかでつまずいたり
滑ったりする

6
□2kg程度の買い物をして
持ち帰るのが困難である
（1ℓの牛乳パック2個程度）

7つの
ロコチェック

3
□階段を上るのに
手すりが必要である

5
□15分くらい
続けて歩けない

4
□横断歩道を青信号で渡りきれない

1つでも当てはまれば，ロコモである心配があります．
今日からロコモーショントレーニング（ロコトレ）を始めましょう！

〔ロコモパンフレット2010年度版より転載〕
図1-2-2　ロコチェック

る，③階段を上るのに手すりが必要である，④横断歩道を青信号で渡りきれない，⑤15分くら
い続けて歩けない，⑥2kg程度の買い物をして持ち帰るのが困難である（1ℓの牛乳パック2個
程度），⑦家のやや重い仕事が困難である（掃除機の使用，ふとんの上げ下ろしなど）の7項目
である．これら7項目のうち，1つでも該当すればロコモである可能性がある．

## 2．ロコモ25

　ロコチェックではロコモの重症度の判定ができないため，定量的に運動機能障害を評価でき
るロコモ25が開発[3]された．
　質問項目は，疼痛，日常生活動作，転倒不安感，社会活動参加などの25問で構成され，各質
問は無症状（0点）から最重症（4点）の5段階評価し，総点は0（障害なし）から100点（最
重症）で数値化される（表1-2-1）．ロコモと診断されるカットオフ値は16点とされ，16点以
上の者はロコモと診断され，運動療法や生活指導などが必要となる．

## 3．ロコモ予防

### 1）ロコモとサルコペニア
　老化によって生じる骨格筋の萎縮とそれに伴う筋力の低下をサルコペニアとよぶ．サルコペ

表 1-2-1　ロコモ 25

「お体の状態」と「ふだんの生活」について，"手足や背骨のことで"困難なことがあるかどうかをおたずねします．この 1 か月の状態を思い出して以下の質問にお答え下さい．それぞれの質問に，もっとも近い回答を 1 つ選んで，□に✓をつけて下さい．

この 1 か月の体の痛みなどについてお聞きします．

1．頸・肩・腕・手のどこかに痛み（しびれも含む）がありますか．
　　□痛くない　　□少し痛い　　□中程度痛い　　□かなり痛い　　□ひどく痛い

2．背中・腰・お尻のどこかに痛みがありますか．
　　□痛くない　　□少し痛い　　□中程度痛い　　□かなり痛い　　□ひどく痛い

3．下肢（脚のつけね，太もも，膝，ふくらはぎ，すね，足首，足）のどこかに痛み（しびれも含む）がありますか．
　　□痛くない　　□少し痛い　　□中程度痛い　　□かなり痛い　　□ひどく痛い

4．ふだんの生活で体を動かすのはどの程度つらいと感じますか．
　　□つらくない　　□少しつらい　　□中程度つらい　　□かなりつらい　　□ひどくつらい

この 1 か月のふだんの生活についてお聞きします．

5．ベッドや寝床から起きたり，横になったりするのはどの程度困難ですか．
　　□困難でない　　□少し困難　　□中程度困難　　□かなり困難　　□ひどく困難

6．腰かけから立ち上がるのはどの程度困難ですか．
　　□困難でない　　□少し困難　　□中程度困難　　□かなり困難　　□ひどく困難

7．家のなかを歩くのはどの程度困難ですか．
　　□困難でない　　□少し困難　　□中程度困難　　□かなり困難　　□ひどく困難

8．シャツを着たり脱いだりするのはどの程度困難ですか．
　　□困難でない　　□少し困難　　□中程度困難　　□かなり困難　　□ひどく困難

9．ズボンやパンツを着たり脱いだりするのはどの程度困難ですか．
　　□困難でない　　□少し困難　　□中程度困難　　□かなり困難　　□ひどく困難

10．トイレで用足しをするのはどの程度困難ですか．
　　□困難でない　　□少し困難　　□中程度困難　　□かなり困難　　□ひどく困難

11．お風呂で体を洗うのはどの程度困難ですか．
　　□困難でない　　□少し困難　　□中程度困難　　□かなり困難□ひどく困難

12．階段の昇り降りはどの程度困難ですか．
　　□困難でない　　□少し困難　　□中程度困難　　□かなり困難　　□ひどく困難

13．急ぎ足で歩くのはどの程度困難ですか．
　　□困難でない　　□少し困難　　□中程度困難　　□かなり困難　　□ひどく困難

14．外に出かけるとき，身だしなみを整えるのはどの程度困難ですか．
　　□困難でない　　□少し困難　　□中程度困難　　□かなり困難　　□ひどく困難

15．休まずにどれくらい歩き続けることができますか（"もっとも近いもの"を選んで下さい）．
　　□2～3 km 以上　　□1 km 程度　　□300 m 程度　　□100 m 程度　　□10 m 程度

16．隣・近所に外出するのはどの程度困難ですか．
　　□困難でない　　□少し困難　　□中程度困難　　□かなり困難　　□ひどく困難

17．2 kg 程度の買い物（1 l の牛乳パック 2 個程度）をして持ち帰ることはどの程度困難ですか．
　　□困難でない　　□少し困難　　□中程度困難　　□かなり困難　　□ひどく困難

18．電車やバスを利用して外出するのはどの程度困難ですか．
　　□困難でない　　□少し困難　　□中程度困難　　□かなり困難　　□ひどく困難

19．家の軽い仕事（食事の準備や後始末，簡単な片づけなど）は，どの程度困難ですか．
　　□困難でない　　□少し困難　　□中程度困難　　□かなり困難　　□ひどく困難

20．家のやや重い仕事（掃除機の使用，ふとんの上げ下ろしなど）は，どの程度困難ですか．
　　□困難でない　　□少し困難　　□中程度困難　　□かなり困難　　□ひどく困難

21．スポーツや踊り（ジョギング，水泳，ゲートボール，ダンスなど）は，どの程度困難ですか．
　　□困難でない　　□少し困難　　□中程度困難　　□かなり困難　　□ひどく困難

22．親しい人や友人とのおつき合いを控えていますか．
　　□控えていない　　□少し控えている　　□中程度控えている　　□かなり控えている　□まったく控えている

23．地域での活動やイベント，行事への参加を控えていますか．
　　□控えていない　　□少し控えている　　□中程度控えている　　□かなり控えている　□まったく控えている

24．家のなかで転ぶのではないかと不安ですか．
　　□不安はない　　□少し不安　　□中程度不安　　□かなり不安　　□ひどく不安

25．先行き歩けなくなるのではないかと不安ですか．
　　□不安はない　　□少し不安　　□中程度不安　　□かなり不安　　□ひどく不安

〔自治医大整形外科学教室：ロコモ 25（http://www.jsmr.org/documents/locomo_25.pdf，2013.10.24）〕

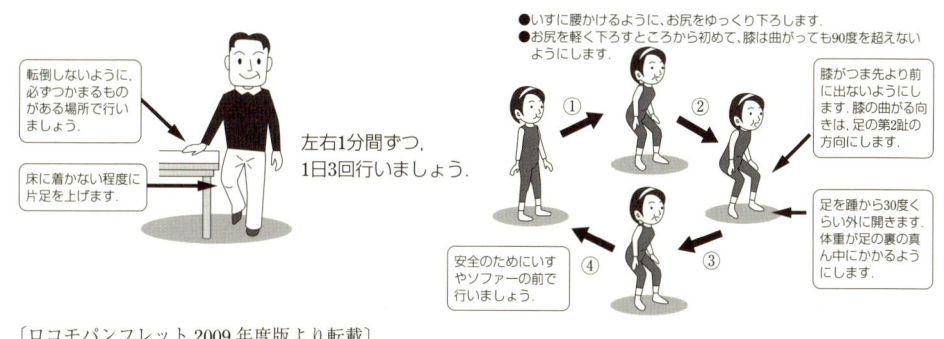

〔ロコモパンフレット 2009 年度版より転載〕
図 1-2-3　ロコトレ

ニアは，体構成タンパクの減少により安静時代謝を低下させ，筋力の低下により歩行速度の低下や身体活動量の減少を引き起こす．

　ロコモは，サルコペニアおよび運動器の障害により日常生活に支障をきたす状態，あるいはその危険の高い状態である．つまり，サルコペニアはロコモへの入り口である．よって，サルコペニアの予防はロコモ予防につながるため，筋肉量を増やす運動習慣や栄養について見直すことが重要である．

## 2）ロコモーショントレーニング（ロコトレ）

　ロコモを予防・改善する主な方法は運動であり，運動により運動機能の向上や運動器疾患の改善が見込まれる．また，習慣的な運動は筋力やバランスなどの運動機能を高めるだけにとどまらず，変形性関節症や骨粗鬆症などの運動器疾患の改善にも効果的である．これらのことから，日本整形外科学会はロコトレを考案し広く推奨している（図 1-2-3）．ロコトレは，「運動機能の維持・改善につながるすべての運動」と定義されるが，なかでも開眼片脚立ちとスクワットを中心的なトレーニングと位置づけている．

　大腿四頭筋や大殿筋は体重を支える抗重力筋として，立ち上がりや歩行，階段昇降などの日常生活活動に特に重要な筋である．スクワットは，それらの筋を効率よく向上させるトレーニングとして活用できる．開眼片脚立ちは，体重を支える筋力を高めるだけでなく，バランス機能の改善を目的としている．開眼片脚立ちは，歩行の安定性や転倒率の減少，日常生活レベルとの関連性が認められており[4]，片脚立ちの改善は，生活機能の向上および転倒予防においても重要である．

## 3）運動を継続するための工夫

　ロコトレに限らず，運動は短期間の実施では効果は出ない．長期的に継続していくことが大切である．長く続けるポイントは，「好きな運動を楽しく行う」ことであろう．ひとりで黙々とロコトレを行うのもよいが，友人とのウォーキングやトレーニングジムでのエクササイズなどを取り入れるのもよい．また，ラジオ体操は全身の筋肉を使う動きが含まれており，だれでも

親しみやすい運動である．

　また，ロコトレは日常生活での活動のなかでも簡単に取り入れられる．下記に具体例を挙げる．

　①食事の支度や皿洗いをしながら片脚立ちを行う．

　②歯磨きをしながら片脚立ちを行う．

　③洗濯物を干しながらスクワットを行う．

　④階段はできるだけゆっくり昇降する．

### 4）栄養

　過度の体重増加は腰や膝にかかる負担を増加させ，ロコモの原因となる．また，低体重であってもサルコペニア（骨格筋量の減少や筋力の低下）によって，ロコモの原因となってしまう．そこで，適正な体重を維持するために，毎日3回の食事から炭水化物，脂質，タンパク質，ビタミン，ミネラルのいわゆる「5大栄養素」をバランスよく補給することが大切である．

　また，ビタミンD不足による骨密度の低下や筋力の低下が，転倒・骨折の一因であることが明らかになっている[5]．ビタミンDとロコモとの関連については，ロコモに含まれる運動器不安定症患者を対象に，運動機能とビタミンD濃度を測定した結果，ビタミンD濃度と片脚立ち保持時間に関連が高いことが報告されている[6]．このことから，意識的なビタミンDの摂取と，摂取したビタミンDを合成する日光浴は，ロコモ予防に有効な手段のひとつと考えられる．

【第1章Ⅱ．文献】
1）健康日本21：健康日本21（第2次）について（http://www.kenkounippon21.gr.jp/，2013.11.19）.
2）中村耕三：みてわかるロコモティブシンドローム．日本医師会雑誌，**144**（特別号(1)）：S2（2015）.
3）Seichi A, Hoshino Y, Doi T, et al.：Development of a screening tool for risk of locomotive syndrome in the elderly：the 25-question Geriatric Locomotive Function Scale. *J Orthop Sci*, **17**：163-172（2012）.
4）宮崎純弥，村田　伸，堀江　淳，ほか：男性高齢者における30秒間の開眼片足立ち保持ができる意義．理学療法科学，**25**：379-383（2010）.
5）岡野登志夫：骨粗鬆症の治療法：活性型ビタミンD₃．総合臨床，**59**：581-588（2010）.
6）安彦鉄平，安彦陽子，島村亮太，ほか：運動器不安定症外来女性患者のビタミンD濃度と身体機能・生活機能の関連．ヘルスプロモーション理学療法研究，**2**：11-17（2012）.

（村田　伸，安彦鉄平）

# III.　認知症と在宅ケア

　認知症の人は生活時間や生活の場の変更，介護者の交代などの諸変化の影響を受けやすく，不慣れな環境のなかでは保持されている能力を発揮することがむずかしい．施設入所や入院による認知症の進行や ADL の低下といったリロケーションダメージを回避するためにも，認知症の人にこそ，aging in place（住み慣れた自分の家や地域でできるだけ長く住むこと）[1] という理念がふさわしく，その実現のための援助の中核が在宅ケアといえる．

　ここでは，認知症に関わる施策の経過を概観し，在宅ケアの位置づけを検討するとともに，今後の課題を提示する．

## 1.　在宅ケアに関わる認知症施策のあゆみ

　厚生省に初めて「痴呆性老人対策推進本部」が置かれ，報告書が出された 1987 年までを「始動期」，高齢者保健福祉推進 10 ヵ年戦略（ゴールドプラン）が展開された 1990 年代を「整備期」，「2015 年の高齢者介護」が公表された 2003 年以降を「転換期」とし，認知症に関する公的なビジョン，医療・保健，並びに福祉・介護を軸に，これまでの経過を表 1-3-1 のように整理した．

### 1）認知症施策の始動期

　戦後，高齢化や都市化，核家族化が進む一方，年金制度が未整備ななかで治療の機会を逃し，病状を悪化させ，寝たきり状態になる高齢者に社会の関心が向けられるようになったのが老人医療費の無料化が開始された 1970 年代のことである．1980 年代になると先駆的な自治体で寝たきり老人の実態調査が行われ，そのなかで「痴呆性老人」の存在が少しずつ知られるようになった．当時からデイサービスやショートステイなどの在宅サービスの制度はあったが，量的に乏しく，対象者が「寝たきり老人等」とされていたため，徘徊などの認知症の行動・心理症状（behavioral and psychological symptoms of dementia；BPSD）を有する人がその恩恵を受ける機会は限られていた．そのような孤立無援状態に対して，介護家族が京都に集い，1980 年に「呆け老人をかかえる家族の会」を発足させた．

　このような社会情勢に対して厚生省は，1986 年に「痴呆性老人対策推進室」を設置した．翌年の報告書[2] に明記された推進課題は，①調査研究の推進と予防体制の整備，②介護家族に対する支援方策の拡充，③施設対策の推進，④その他（専門職への研修，普及啓発の推進など）であった．

24

表 1-3-1　認知症施策の整備の経過

| 年 | | 施　策 | | | その他（研究団体・市民活動, 出版等） |
|---|---|---|---|---|---|
| | | ビジョン等 | 医療・保健 | 福祉・介護 | |
| 始動期 | 1972（昭和47） | | | | 有吉佐和子「恍惚の人」 |
| | 1974（昭和49） | | | | 小金井市在宅老人健康調査開始 |
| | 1980（昭和55） | | | | 「呆け老人をかかえる家族の会」発足 |
| | 1982（昭和57） | | 保健所での「老人精神衛生相談事業」開始 | | |
| | 1984（昭和59） | | | 特養*1寮母に対する「痴呆性老人処遇研修」 | |
| | 1986（昭和61） | 厚生省「痴呆性老人対策推進本部」設置 | | | 映画「痴呆性老人の世界」（羽田澄子監督） |
| | 1987（昭和62） | 厚生省「痴呆性老人対策推進本部」報告書 | | 特養「痴呆性老人介護加算」 | |
| 整備期 | 1988（昭和63） | | 老人性痴呆疾患専門治療病棟新設 | デイサービス「痴呆性老人加算」 | |
| | 1989（平成元） | | 老人性痴呆疾患センター新設 | ゴールドプラン開始 | |
| | 1991（平成3） | | 老人性痴呆疾患療養病棟新設 | | |
| | 1992（平成4） | | | 痴呆性老人向け「E型デイサービス」制度化 | |
| | 1993（平成5） | 痴呆性老人の日常生活自立度判定基準作成 | | | |
| | 1994（平成6） | 「痴呆性老人対策に関する検討会」報告書 | | | |
| | 1997（平成9） | | | 認知症対応型共同生活援助事業開始 | |
| | 2000（平成12） | | | 介護保険運用開始 | |
| | 2001（平成13） | 認知症介護研修研究センターの設置 | | | |
| 転換期 | 2003（平成15） | 「2015年の高齢者介護：高齢者の尊厳を支えるケアの確立に向けて」 | | | |
| | 2004（平成16） | 「痴呆」から「認知症」への名称変更 | | | 京都にて「ADI*2国際会議」開催 家族の会*3支部で「本人のつどい」 |
| | 2005（平成17） | 認知症サポーター100万人キャラバン開始 | 認知症サポート医養成研修開始 | | |

| 年 | 施策 | | | その他（研究団体・市民活動, 出版等） |
|---|---|---|---|---|
| | ビジョン等 | 医療・保健 | 福祉・介護 | |
| 転換期　2006（平成18） | | かかりつけ医認知症対応向上研修開始 | | 「認知症の人と家族の会」*3 に名称変更 |
| 2008（平成20） | 「認知症の医療と生活の質を高める緊急プロジェクト」報告書 | | | |
| 2012（平成24） | 「認知症施策推進5カ年計画（オレンジプラン）」策定 | | | |
| 2015（平成27） | 「認知症施策推進総合戦略（新オレンジプラン）」策定 | | | |

＊1 特別養護老人ホーム
＊2 世界アルツハイマー病協会（Alzheimer's Disease International）
＊3 呆け老人をかかえる家族の会

## 2）在宅サービスの整備期

　同報告を受けて，1980年代後半から90年代前半は医療，介護ともに，認知症の人を受け入れる病棟・施設づくりや，加算の整備が進められた．その流れが在宅サービスにも拡大したのが，1989年のゴールドプラン策定であった．これによって，認知症の人も在宅サービスを利用する機会が増えたが，当時のデイサービスの利用頻度は週1回程度で，集団処遇の色合いが濃く，認知症には不向きな面があった．

　そこでこのころ，ボランティアなどの運営による認知症専門のデイホーム等[3)]を参考に，1992年，毎日利用できる少人数のE型デイサービスが新設された．E型は認知症を専門とした初めての在宅サービスであり，これに続いて1997年に認知症対応型共同生活援助事業が開始され，その後，介護保険に統合された．

　このように整備期には，認知症の人の在宅生活を支援するサービスが初めて登場した．1994年に出された「痴呆性老人対策に関する検討会」報告書[4)]に記された施策の方向性は，①意識啓発と相談・情報提供の充実，②発生予防と早期発見・早期対応の徹底，③治療・ケアの充実，④調査・研究の推進，⑤権利擁護システムの確立であり，認知症の人自身の権利に目が向けられた．

## 3）家族支援から本人・家族支援，施設ケアから在宅ケアへの転換期

　『2015年の高齢者介護』[5)]では，これまでの介護負担軽減という目標に加え，本人主体の支援を実践する新しいケアモデルの必要性が指摘された．2004年には「痴呆」から「認知症」に用語が変更され，世界アルツハイマー病協会国際会議の京都開催と重なり，認知症の人の発言がマスメディアで大きく取り上げられた．現状や将来への不安や希望を抱えている認知症の人を地域で支える体制づくりに向けて，かかりつけ医の研修や認知症サポーターの養成が開始され

た.

　2012年の報告書『今後の認知症施策の方向性について』[6)]に基づき策定されたオレンジプラン
の推進課題は, ①標準的な認知症ケアパスの作成・普及, ②早期診断・早期対応, ③地域での
生活を支える医療サービスの構築, ④地域での生活を支える介護サービスの構築, ⑤地域での
日常生活・家族支援の強化, ⑥若年性認知症施策の強化, ⑦医療・介護サービスを担う人材の
育成であり[7)], まさに aging in place の方針が明記された.

## 2. 診断初期の対応と予防ケア

　1980年代, 欧米は血管性認知症よりアルツハイマー病の有病率が高く, 日本はその逆であっ
たが, 高血圧症対策の効果や鑑別診断の進歩によって, 1990年代以降になると, アルツハイ
マー病が上回るとする疫学調査の結果が報告されるようになった[8)]. また, 診断技術の進歩や
若年期の発症も包括する診断の再編から, 変性疾患であるレビー小体病, 前頭側頭葉変性症を
加え, 主要な4疾患の診断が普及した. 先行するアリセプト®に加え, 2010年以降, 3種類の
抗認知症薬が承認され, 治療の選択の幅も広がった.

　現在, 早期に受診し, 診断を受け, 意思決定能力が十分に保持されている段階で告知を受け
ることによって, 治療の方針や今後の生き方を自ら決め, 主体的かつ積極的に進行予防に取り
組むことが可能になりつつある[9)]. このような認知症初期の対応においても在宅ケアの役割が
期待されている. 表1-3-1の転換期に示したように, 2005年には認知症の評価や確定診断を担
う「認知症サポート医養成研修」, 翌年には本人・家族の相談や地域資源との連携に力を発揮す
る「かかりつけ医認知症対応向上研修」が開始され, オレンジプランでは地域包括支援センター
を, 医師や看護師, 作業療法士等で構成した「認知症初期集中支援チーム」の設置場所とした.

　さらに, 軽度認知障害（mild cognitive impairment；MCI）という, 正常老化と認知症の間に
位置する物忘れの段階の評価基準の検討が進んでいる[10)]. MCIに対して, 予防プログラムを実
施した群と通常群では, 実施群に認知症の発症率が低いという[11,12)]. 旅行を計画し, 実際に行
くこと, 献立づくりや買い物も含めた料理教室, 有酸素運動などが実際のプログラムであり,
身近な場所で, 日常的に行われるべき内容である. MCIの時期も含め, 軽症のままで過ごすこ
とのできる期間をより長く維持するためにも, 住民の自助・共助による認知症予防の取り組み
に対して, 在宅ケアが果たす役割は大きい.

## 3. その人らしい生活の継続を実現する在宅ケア

### 1）切れ目のない援助

　どこで, どのように暮らしたいのか, という希望は, その人が日々の生活を営んでいる場所
と分かちがたく関連している. 認知症という病の悲哀は, 病状の進行に伴い, 大切なことやこ
うしたいという希望を本人自ら発信することが困難になる点にある. しかし, 軽度認知症であ

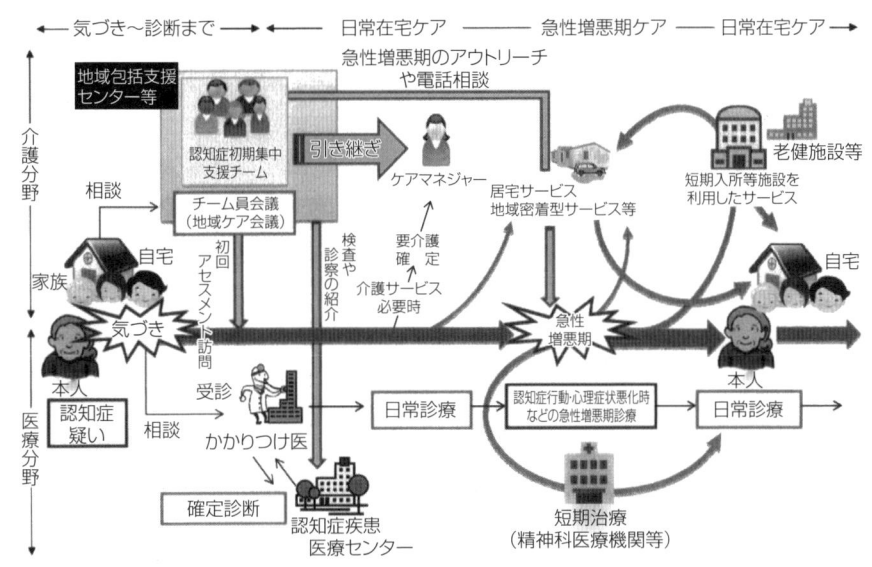

〔厚生労働省認知症施策検討プロジェクトチーム：今後の認知症施策の方向性について，参考資料1．2012〕
図1-3-1　標準的な認知症ケアパスの概念図；住み慣れた地域で暮らし続けるために

れば，十分に自分の考えを自分の言葉で伝えることができる．その人らしい生活の継続を図るには，専門職は，認知症の初期段階から本人と家族に出会い，希望や意向に対する理解を深めることが重要である．

　図1-3-1はオレンジプランで示された「認知症ケアパス」の概念図である．認知症の人がいたい場所にい続ける，入院などでいったん家を離れたとしても再びもどってこられるように，介護分野・医療分野の切れ目のない支援が提供される方策が示されている．

## 2）進行を遅らせ，増悪を回避する個別ケア

　これまでは認知症の症状が進んでからの受診であったり，初期段階で診断を受けても治療薬や利用したいと思うサービスがないなど，支援が途切れやすい状況であったが，最近では，前述のとおり初期診断と告知を受け，治療薬を服用しながら趣味を続けたり，人との交流を求めてボランティアに加わるなどの活動事例が増えている[13]．認知症の人同士が不安や悩みを分かち合い，自分の経験を他の人に役立ててもらおうとする認知症カフェの取り組みも報告されている[14]．

　在宅サービスの中核であるデイサービス，ショートステイ，ホームヘルプサービス，訪問看護の充実も不可欠である．外出機会としての通所型サービスの意義に加え，回想法，リアリティオリエンテーション，アクティビティなど，個別の能力や趣味，希望を生かしたケアプランが求められる．訪問型サービスであれば，生活環境を整え，認知症の人といっしょに買い物や掃除を行うなど，日常生活を基盤にしたさまざまな個別ケアが考えられる．

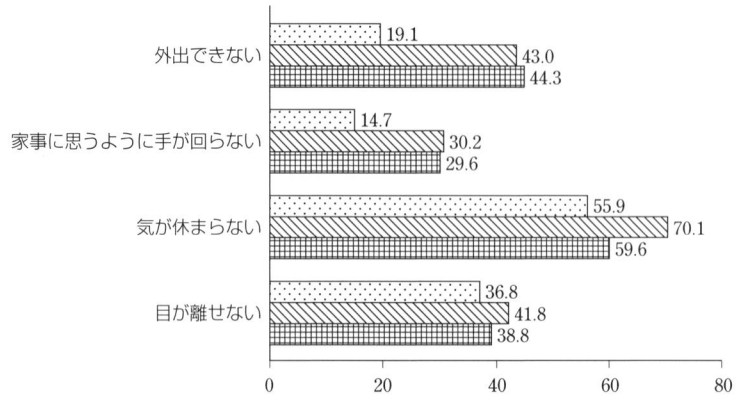

〔認知症の人と家族の会：2010年度認知症の人と家族の暮らしに関するアンケート調査及び国民の認知症と介護に関する意識調査報告書. 36, 2010〕

図 1-3-2　介護上・生活上の困難の該当率（*n*=116）

### 3）在宅復帰への支援

　認知症は数年から 10 数年にわたる経過なので，やがて身体的に衰えることは避けられない．骨折の治療や機能回復訓練のために生活の場を変更すると，いざ退院先を決める際になって，認知症の人の意向は脇におかれて，家族の意向を中心に方針が決められてしまうことは少なくない．その背景には，これまでの苦労や入院によって増した介護負担を，だれもいっしょになって支えてくれようとはしない，という家族の孤立感がある．このように本人にも家族にも不幸な事態を避けるために，入院初期からその人の退院後に向けた見通しを，これまでの支援チームと病院のケアチームとの間で共有しておく必要がある．

　自宅退院がむずかしい場合でも，人とのつながりまで断ち切られることがないように，生活圏内に暮らしの場を用意する方策を考えたい．グループホームやサービス付き高齢者向け住宅をチームの資源に取り込むことで，介護を家の外へと開放し，在宅ケアの生活圏域を育てていかなければならない．

### 4）家族介護者の支援

　図 1-3-2 は「認知症の人と家族の会」がおよそ 10 年おきに会員に対して実施している実態調査から，介護負担の該当率を抜粋して示したものである．図のように，「外出できない」や「家事に手が回らない」といった物理的な介護負担は介護保険開始以降，改善の方向にあるが，認知症特有の「目が離せない」，そのことによって「気が休まらない」といった精神的な拘束感の軽減には至ってない[15]．この拘束感は，通所介護や訪問介護の利用によって軽減される部分もあるが，それ以外の 10 数時間の間に，数分だけ見守っていてほしいというときに，気軽に助けてくれる人がいない，といった切れ目の存在が，このような実感につながっているものと推察される．

　2012 年度の実態調査によれば虐待を受けた高齢者の 69.6％が認知症日常生活自立度レベル
Ⅱ以上であり，虐待者の 41.6％が息子とされている[16]．この背景には，認知症特有の介護負担
感や，息子には介護に加えて慣れない家事や仕事の継続というういくつもの困難状況が重なりや
すいことと関連していると考えられる．

　男性介護，老老介護，認認介護など在宅ケアの網の目からも，近所づき合いのネットワーク
からもこぼれ落ちやすい家族介護の組み合わせが増えている．虐待という最悪の事態に至らな
いためにも，在宅サービスの充実とともに，認知症の人たちにとって住みやすい街づくりへの
模索が不可欠である．

## 4．認知症になっても住み続けられる街づくり

　平成 25 年国民生活基礎調査によれば，65 歳以上の高齢者のいる世帯でもっとも多いのは夫
婦のみの世帯（31.1％）であり，その次に多いのは単独世帯の 25.6％であった．高齢者のいる
世帯の人員規模は年々縮小し，高齢化はさらに進む．若い世代の介護者が家庭内にいるという
前提はほぼ成り立たず，ひとり暮らしで認知症になっても，地域で生活を継続できる在宅ケア
の仕組みが求められている．特に 2014 年 5 月には，徘徊による行方不明の届け出が年間約 1 万
件にも及ぶことが大きく報道され，行方不明者を探すネットワークの重要性や徘徊中の人に声
をかける模擬訓練を行っている自治体の取り組み[17]が注目された．

　徘徊 SOS ネットワークや認知症サポーターによる暖かい見守りの目が生活圏に張り巡らさ
れれば，たとえひとり暮らしでも当面の在宅生活が継続できることだろう．認知症の人に対す
る個別ケア，チームケア，そして街をあげての見守りというケアの 3 重構造こそ，認知症の人
が欲している在宅ケアの全体像であろう．

【第 1 章Ⅲ．文献】
1）松岡洋子：エイジング・イン・プレイス（地域居住）と高齢者住宅；日本とデンマークの実証的比較
　　研究．第 1 版，15-25，新評社，東京（2011）．
2）国立社会保障・人口問題研究所：痴呆性老人対策推進本部報告（昭和 62 年 8 月 26 日），日本社会保
　　障資料集Ⅳ（1980〜2000）（http://www.ipss.go.jp/publication/j/shiryou/no.13/data/shiryou/syakaifuku
　　shi/322.pdf，2014.1.11）．
3）中島紀惠子：「連帯の場」としてのホワイエ．保健婦雑誌，**48**（11）：954-955（1992）．
4）国立社会保障・人口問題研究所：痴呆性老人対策に関する検討会報告書（平成 6 年 6 月 28 日）日本
　　社会保障資料集Ⅳ（1980〜2000）（http://www.ipss.go.jp/publication/j/shiryou/no.13/data/shiryou/syak
　　aifukushi/497.pdf，2014.1.11）．
5）高齢者介護研究会：2015 年の高齢者介護；高齢者の尊厳を支えるケアの確立に向けて．37-40（2003）．
6）厚生労働省認知症施策検討プロジェクトチーム：今後の認知症施策の方向性について（平成 24 年 6
　　月 18 日）（http://www.mhlw.go.jp/topics/kaigo/dementia/dl/houkousei-02.pdf，2014.1.11）．
7）三浦正樹：認知症施策推進 5 か年計画（オレンジプラン）の概要．老年精神医学雑誌，**24**（9）：874-
　　882（2013）．
8）中村紫織，本間　昭：わが国の痴呆の臨床疫学．臨床総合，**51**（1）：25-31（2002）．
9）箕岡真子：認知症ケアの倫理．第 1 版，36-41，ワールドプランニング，東京（2010）．

10) Petersen RC, Doody R, Kurz A, et al.：Current concepts in mild cognitive impairment. *Arch Neurol*, **58**：1985-1992（2001）.

11) 矢冨直美：認知的アプローチによるアルツハイマー病の予防. *Cognition and Dementia*, **2**（2）：128-133（2003）.

12) 吉田香織, 大久保みゆき, 山田達夫：認知症予防のための安心院プロジェクト；9年間の歩み. 月刊地域保健, **41**（6）：71-86（2010）.

13) 永田久美子：認知症の人とともにつくるまちづくり, 日本老年看護学科第17回学術集会特集Ⅱ　一般公開フォーラム. 老年看護学, **17**（2）：20-27（2013）.

14) 認知症の人と家族の会：認知症カフェのあり方と運営に関する調査研究事業報告書, 平成24年度老人保健事業推進費等補助金老人保健健康増進事業. 13-15（2013）.

15) 厚生労働省：平成24年度　高齢者虐待の防止, 高齢者の養護者に対する支援等に関する法律に基づく対応状況等に関する調査結果（http://www.mhlw.go.jp/stf/houdou/0000033460.html, 2014.1.11）.

16) 認知症の人と家族の会：2010年度認知症の人と家族の暮らしに関するアンケート調査及び国民の認知症と介護に関する意識調査報告書. 36-37（2011）.

17) 梅本正隆：まちで, みんなで認知症をつつむ；大牟田市の取り組み. *Geriatric Medicine*, **49**（10）：1208-1212（2011）.

（北川公子）

# IV. がんと在宅ケア

## 1. はじめに

　在宅ケアにおけるがん事例の経過時期別ケアニーズの特徴, 症状別ケア方法として, ①痛みを中心に, その原因, 痛みのアセスメントとケア内容およびアウトカムのポイント, 痛みの強さの評価ツール, 痛みのラダーに応じた薬物使用の原則, ②痛み以外の各種症状のアセスメントとケアおよびアウトカムのポイント, ③日常生活の行動機能低下へのケア, ④精神的問題・スピリチュアルペインのケアについて, 在宅ケアの場を踏まえて記述した.

## 2. がん事例の在宅ケアにおける疾病経過とケアの特徴

　がん事例が在宅ケアを受ける状態は, 病院治療で入院して手術・化学療法・放射線治療などを行い, 外来での治療を継続した後に, 定期的受診や必要時通院が困難になり, 在宅での医療や生活ケアが必要となった時期に在宅ケアが開始される事例が多い. がん事例は, 病状が進行していても日常生活自立度は保持されていることが多いので, 他の疾患を合併しなければ, わが国では在宅ケア開始期にはすでに病態が進行している事例が多い. そこで, がん治療による

表 1-4-1　がん事例の在宅ケア経過時期区分のニーズとケアの目的

| 1．準備期 | 在宅ケア依頼を受けて在宅ケア開始の医療と生活支援のための準備 |
| --- | --- |
| 2．開始期 | 在宅ケア開始期から約 1 週間〜10 日間<br>心身のケアとして必要な医療と生活支援サービスが整い，チームケア体制づくりによって心身の安定と生活を含めた安全確保，安心感が得られるようにする． |
| 3．小康期 | 比較的病状が安定している時期で，急変に対応でき，医療と生活支援によってできるだけ快適で，充実した時間がすごせるようにする． |
| 4．悪化・臨死期 | 病状が悪化し，急変等による緊急ニーズが発生しやすいことへのケア．死への準備を家族とともに行い，緩和ケアにより充実した看取りができるようにする． |
| 5．死別後 | 尊厳ある死を確認，遺族の慰めと健康管理，生活の立て直し，悲嘆からの立ち直りができるようにする． |

改善の見通しは厳しく，緩和ケア期にはいり身体症状マネジメント，精神安定・生活安定のケア・家族による介護力や介護体制を必要とする状態の事例が多い．一時退院のときは病状が何とか安定しているが，しだいに悪化していくことが予測され，終末期に向かう可能性がある，または終末期ケアの対象となることが多くなる．

　しかし最近では外来で化学療法を受けながら，在宅ケアにおいて医療的管理として病状や化学療法の副作用の観察，それらに対する看護を外来治療の合間に必要とする事例が少しずつ増えている．このような事例は自立度が保持されている場合が前述の事例よりも多い．

　がん事例は年齢が若いほど余命が短く，痛みなどの自覚症状がより敏感で，在宅でどのようにすごしたいかの自己意思決定も比較的明確である．また若い事例は家庭や社会生活上の役割遂行が困難になり，経済的影響を受けやすいことを考慮したケアが必要となる．また，がんの部位からみたわが国の死亡数[1]は 2012 年度では，①呼吸器肺がん，②胃，③大腸，④肝臓の順であり，筆者らの在宅がん事例調査[2]でもこの①〜④の事例数が多い[1]．また在宅がん事例の年齢は若年者も含まれるが平均年齢は非がん事例よりも低い傾向があるとはいえ高齢者が多い[2]．

　在宅においてこのような状態のがん事例に，ケアは年齢や部位による病態変化や経過の特徴に合わせて行う必要がある．がん事例の在宅ケアには表 1-4-1 のプロセスに伴う経過時期区分に従い，各時期の目的に合わせたケアを行うことになる．事例と家族の心身の健康と介護を含め，ニーズに合わせたケアとともに医療連携などの緊急対応を含めたケア体制づくりによるチームケアが特に重要である．

　がん事例の在宅看取りの希望と実現は辻（ICL-Japan 企画委員会，国際比較研究 2012）によれば，わが国は希望 79.2％，現実は 8.2％であり，ヨーロッパ，アジア諸国のなかで，そのギャップはもっとも大きいことに注目して，今後わが国のケアシステムを充実させていく必要がある[3]．

## 3．在宅ケアにおけるがん事例の終末時期別ニーズの種類を考慮したケア

　在宅がん事例の終末期経過時期別（開始期とは在宅ケア開始 1 週間，臨死期は死亡前 1 週間，両者を除いた期間を小康期）にみた主なニーズは表 1-4-2 のとおりである．在宅ケアの全期間

表 1-4-2　在宅がん事例の終末期経過時期別ケアニーズの出現率（順位が高い
ニーズから列記）

*n* = 108

| 出現ニーズ　　　　　　　　　　　在宅ケア時期 | 開始期<br>（%） | 小康期<br>（%） | 臨死期<br>（%） |
|---|---|---|---|
| ①ケア体制の確立（チームケアの構築と連携） | 91.6 | 81.3 | 89.7 |
| ②日常生活動作機能の低下 | 88.0 | 80.6 | 84.3 |
| ③デスマネジメント | 88.0 | 76.9 | 87.0 |
| ④家族との関係調整 | 84.3 | 75.0 | 84.3 |
| ⑤疼痛以外の身体症状 | 86.1 | 79.6 | 88.9 |
| ⑥本人の精神的負担 | 82.4 | 69.4 | 71.3 |
| 　家族の精神的負担 | 89.8 | 77.8 | 85.2 |
| ⑦スピリチュアルペイン | 79.0 | 69.0 | 69.0 |
| ⑧疼痛コントロール | 62.0 | 58.3 | 64.8 |

〔成　順月，島内　節，薬袋淳子，ほか：受持ち訪問看護師の評価によるがん患者の終末期
在宅ケアにおける経過時期別ケアニーズの出現率．インターナショナル *Nursing Care
Research*，12（2）：15-24，2013〕

は，中央値 41 日．各ニーズの出現順位は，①ケア体制の確立，②日常生活動作のケア，③デス
マネジメント，④家族との関係調整，⑤疼痛以外の身体症状，⑥精神的ニーズ，⑦スピリチュ
アルペイン，⑧疼痛コントロールの順であった[4]．

　がん事例の病態に焦点を当て，上述のうち病態上重要な，1）疼痛マネジメント，2）痛み以
外の苦痛症状のケアとアウトカム視点，3）日常生活の動作機能低下へのケア，4）精神的・ス
ピリチュアルペインへのケアについて述べる．

## 4．在宅ケアにおけるがん患者の病状別ニーズとケア内容・ケア方法

　がんの在宅事例では身体症状の出現率のうち，疼痛マネジメントのニーズは在宅ケア開始期
から臨死期で 58～65％の出現率であり，他の身体苦痛症状の出現からみると特に高いニーズで
はないが，がん事例がもっとも恐れ耐えられないと感じやすく，疼痛によって生活行動力制限
を受ける症状があるため，まずこれについて述べる．

### 1）疼痛マネジメント

（1）鎮痛薬使用の実態と在宅がん患者の痛みの実態

　中央社会保険医療協議会総会において，医療用麻薬各国消費量の比較＜100 万人 1 日あたり
モルヒネ消費量換算（g）＞（2006～2008 年，モルヒネ，フェンタニル，オキシコドンの合計）
は欧米諸国に比べてわが国は非常に少ない（もっとも多いアメリカ 169.4 g に対し，少ない日本
では 84 g で約 1/2 の量である）[5]．このことが前述した疼痛コントロールのニーズが在宅ケア開
始期 62.9％，小康期 58.3％，臨死期 64.8％に存在していることに影響しているかもしれない．

　これについて，訪問看護師によるケア行動が十分行われた事例は，島内らの 2007 年調査各期

表 1-4-3　がん事例にみられる痛みの原因

| 1．がんによる痛み | 内臓痛 |
|---|---|
| | 体性痛（骨転移痛，筋膜の圧迫，浸潤，炎症による痛み） |
| | 神経障害性疼痛 |
| | 　脊髄圧迫症候群 |
| | 　腕神経叢浸潤症候群 |
| | 　腰仙部神経叢浸潤症候群・悪性腸腰筋症候群 |
| 2．がん治療による痛み | 術後痛症候群 |
| | 　開胸術後疼痛症候群 |
| | 　乳房切除後疼痛症候群 |
| | 化学療法後神経障害性疼痛 |
| | 放射線照射後疼痛症候群 |
| 3．がん・がん治療と直接関連のない痛み | もともと患者が有していた疾患による痛み（脊椎管狭窄症など） |
| | 新しく合併した疾患による痛み（帯状疱疹など） |
| | がんにより二次的に生じた痛み（廃用性症候群による筋肉痛など） |

〔日本緩和医療学会緩和医療ガイドライン作成委員会編：がん疼痛の薬物療法に関するガイドライン．20,
金原出版，2010 より改変〕

表 1-4-4　STAS-J（STAS 日本語版）（Support Team Assessment Schedule）

| 0 | なし |
|---|---|
| 1 | 時折の，または断続的な単一の痛みで，患者がいま以上の治療を必要としない痛みである． |
| 2 | 中程度の痛み．特に調子の悪い日もある．痛みのため，病状からみると可能なはずの日常生活動作に支障をきたす． |
| 3 | しばしばひどい痛みがある．痛みによって日常生活動作や物事への集中力にいちじるしく支障をきたす． |
| 4 | 持続的な耐えられない激しい痛み．他のことを考えることができない． |

〔Higginson IJ：STAS 日本語版（的場和子監訳）（http://plaza.umin.ac.jp/stas/stas-j.pdf，2013.12.17）〕

10％未満であり，軽度でも痛みが持続している事例が半数余りであった[6]．

（2）がん事例にみられる痛みの原因（表 1-4-3）

　がん事例にみられる痛みはがん自体が原因となる痛みで，内臓痛，体性痛，神経障害痛がある[7]．

　がん治療による痛みは，外科治療術後痛症候群，化学療法痛（化学療法後神経障害性疼痛），放射線治療（放射線照射後疼痛症候群）である[8]．

　上記のがんの疾患そのものやがん治療と直接関係のない痛みとは，がんにより二次的に生じた痛み，すでにある他の痛み，新しく合併した疾患による痛みである[9]．

（3）痛みの評価（日常生活への影響，痛みの強さ，痛みのパターン）

①痛みが日常生活にどの程度支障があるかが重要であり，その意味での痛みの程度は表 1-4-4 のように痛みに耐えられるかをみながら，具体的な対応が必要かを判断する．

②痛みの強さは数値評価スケール（numeric rating scale；NRS，図 1-4-1[10]）やフェイススケール（図 1-4-2[11]）を用いて判断する．

③痛みのパターンは 1 日の大半を占める持続痛と一過性の痛みで，これらは治療方針に役立つ．持続痛には鎮痛薬の定期投与や増量，突出痛にはレスキュー・ドーズを使用する．

数値評価スケール(numeric rating scale; NRS)

痛みを「0：痛みなし」から「10：これ以上ない痛み（これまで経験したいちばん強い痛み）」までの
11段階にわけ，痛みの程度を数字で選択する方法である．国際的に痛みの評価ツールとして合
意されているスケールで，痛みの変化を調べるために用いられている．

痛みなし＝ 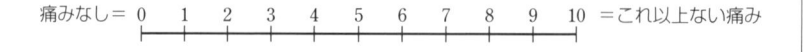 ＝これ以上ない痛み

〔柏崎美保，ほか：48 VAS, NRS, VRS, VDS, FRS, PRS など．（小川節郎編著）痛みの概念が変わった，
118，真興交易医書出版部，東京，2008 より引用〕

図 1-4-1　痛みの強さの評価ツール

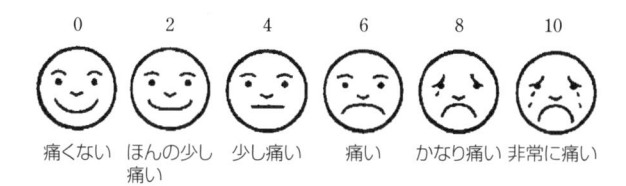

〔日本ペインクリニック学会：痛みの評価法（http://www.jspc.gr.jp/
gakusei/gakusei_rank.html#3, 2014.5.27）〕

図 1-4-2　フェイススケール（Wong-Bakeru faces scale）

　痛みのマネジメントは目標を設定することである．本人・家族に説明し痛みがうまく医師・
看護師に伝えられるように，またセルフマネジメント方法についても説明する．痛みは本質的
には本人しか分からないものであり，セルフマネジメントとして痛みの強さ・間隔，薬物使用
の効果などにおいても伝えられるようにする．骨転移体動時痛・神経障害性疼痛は完全な緩和
が困難な場合がある．

　（4）痛みのラダーに対応した薬物使用の原則

　WHO（World Health Organization；世界保健機関）三段階除痛ラダーに添って図 1-4-3 のよ
うに効力の順に鎮痛薬を選択する．「第 1 段階，軽度の痛みに非オピオイド」，これで十分な効
果がないときには「第 2 段階，軽度から中程度の痛みにオピオイドを追加」，これで十分でない
ときには「第 3 段階，中程度から高度な痛みにオピオイドに変更」というように鎮痛補助薬は
各段階で必要に応じて利用する．

　鎮痛薬使用の 5 原則は表 1-4-5 のように使用方法が示されている[12]．鎮痛補助薬にはたとえ
ば，抗うつ薬，抗けいれん薬，局所麻酔薬，抗不整脈薬，NMDA（$N$-メチル-D-アスパラギン
酸；$N$-methyl-D-aspartate）受容体拮抗薬などがある．

　（5）痛みに対するケアとアウトカムの視点

　痛みと服薬等治療による副作用に対して行うケアとその目指すアウトカム視点を表 1-4-6[13]
に示した．

　がん事例の痛みのケアは専門職によるケアもあるが，セルフケアも重要で痛みを適切に伝え

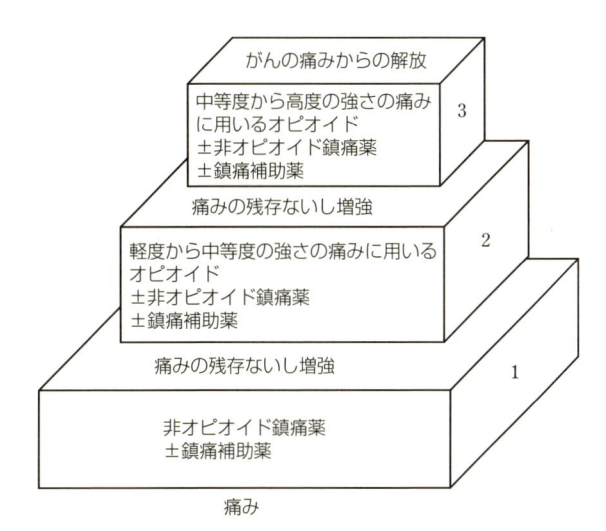

〔日本緩和医療学会緩和医療ガイドライン作成委員会編：がん疼痛の薬物
療法に関するガイドライン（http://www.jspm.ne.jp/guidelines/pain/
2010/chapter02/02_03_03.php, 2013.12.18）〕

図 1-4-3　WHO 方式三段階除痛ラダー

表 1-4-5　鎮痛薬使用の 5 原則

●経口的に
　　（by mouth）
●時刻を決めて規則正しく
　　（by the clock）
●除痛ラダーに添って効力の順に
　　（by the ladder）
●患者ごとの個別的な量で
　　（for the individual）
●そのうえで細かい配慮を
　　（with attention to detail）

られて，薬物等の効果を適切に表現できるように指導することが専門家によるケアの選択を左
右するのでペインコントロールにおいて重要である．また痛みにおける薬物の副作用症状への
適切なケアも併わせて重要である．

## 2）痛み以外の苦痛症状のケアとアウトカム視点

　痛み以外の苦痛症状は表 1-4-7[14]のようなものが出現する．これらへのケアとアウトカム視
点では，ほとんどの事例が多くのケアニーズとして出現するので注意深いアセスメントによっ
て悪化部分を含めた多くの対症療法とケアによって，さまざまな苦痛の軽減を図る必要がある．
　これらのニーズは臨死期（死亡前 7〜10 日）を示す．

表 1-4-6　在宅ケアがん事例の痛みのケアとアウトカムの視点

| ケア行動 | | | | アウトカム |
|---|---|---|---|---|
| 大項目 | 中項目 | | 小項目 | |
| がん | ペインコントロール | 疼痛の原因/種類/程度/部位/性質/増強・緩和因子/日内変動 | ペインスケール　本人の訴え・表情　投与前後の痛みの変化　痛みによる日常生活の日内変動 | a）除痛の段階的目標設定を行う　b）WHO ラダーに添った薬物の増量・変更の検討　c）神経因性疼痛のラダーに添った薬物の変更・増量の検討　d）活動の時間に合わせた予測的レスキュー・ドーズ使用の指導 | 疼痛が消失した　疼痛が緩和できた |
| | | レスキュー・ドーズの量・頻度 | レスキュー・ドーズの効果と副作用　メイン・ドーズの処方量変更の検討 | e）レスキュー・ドーズの使用が頻回の場合，メイン・ドーズの量または種類変更の検討 | |
| | 疼痛増強時 | 疼痛状況時対応に対する理解 | 本人・家族の時間的・精神的余裕　緩和ケアの知識・技術 | a）疼痛増強時の対応方法の指導　b）看護師に連絡すべきときの理解 | 疼痛増強時には我慢せず医療者に援助を求めることができた |
| | セルフマネジメント | 疼痛の表現方法 | 疼痛の性質・原因などを特定できる　麻薬の効果を適切に表現できる | a）適切な痛みの表現の指導　b）薬物の評価方法の指導 | 適切に痛みの表現ができた |
| | 副作用症状 | 副作用症状・意識　副作用症状・便秘　副作用症状・嘔吐 | 麻薬の効果と副作用症状：意識，眠気　腹部の状態・腸蠕動音　緩下薬の効果　悪心・嘔吐の有無　制吐剤の効果 | a）副作用が大きい場合，オピオイドローテーションの検討　b）薬物による排便コントロール　c）制吐剤の内服確認　d）通常3～4日で悪心は消失する旨を説明 | 副作用が消失した　副作用が軽減した |

〔島内　節，薬袋淳子，野村美香：在宅エンド・オブ・ライフケア；終末期ケア．イニシア，67，2008 を一部修正〕

## 3）日常生活の動作機能低下へのケア

　がん事例では，痛みその他の症状が特に注目されやすいが，日常生活の動作機能の低下が疾病の進行に伴って発生する．これらのニーズは基本的ニーズともいわれる．生活リズム・清潔・排せつ・転倒・睡眠・食事，末期には尿量減少，肛門弛緩による排せつコントロール困難などへのケアが必要である．

　これらのニーズはがん患者であることを意識して自尊心や自己存在の価値が失われることや，生命予後を自覚させられるニーズとなることも多いので，自尊感情を支え，セルフケア能力を支えながら，ていねいで親切な自立を支えるケアとじょうずに依存できるケアが必要とされる．

表 1-4-7　在宅ケアがん事例の痛み以外の苦痛症状のケアとアウトカム視点

| アセスメント | | ケア行動 | アウトカム |
|---|---|---|---|
| 中項目 | 小項目 | 小項目 | |
| がん ／ 身体症状の悪化・変化 | 呼吸困難の原因 | a）薬物療法導入の検討<br>b）肺理学療法（呼吸法・排痰法）の実施 | 呼吸困難が消失した<br>呼吸困難が軽減した |
| | 消化器症状 | c）症状に対する薬物療法導入の検討<br>d）口腔内の清潔の保持 | 消化器症状が消失した<br>消化器症状が軽減した |
| | 嚥下状況 | e）経口摂取の妥当性検討<br>f）嚥下訓練 | 誤嚥性肺炎を起こさない<br>嚥下状況が改善した |
| | 発熱または感染症状 | g）原因の追究と抗生物質投与の検討 | 感染症状が消失し，新たな感染症状が出現しない |
| | 水分出納バランス<br>栄養状態 | h）無理に経口より摂取しなくてもよいことを家族に指導<br>i）主治医と相談し，補液を行うべきか本人・家族の意向も踏まえ検討<br>j）脱水症状・浮腫等を考慮した栄養・水分管理の指導<br>k）栄養状態・脱水症状・浮腫等を考慮した栄養・水分管理の指導 | 本人・家族の意向を踏まえた水分出納管理ができた |
| スキントラブル | 皮膚の状態 | a）症状に合わせた保清・軟膏処置 | スキントラブルがない，または改善した |
| 倦怠感 | 倦怠感<br>その他の苦痛症状との関係 | a）マッサージ・アロマの実施 | 倦怠感・苦痛が増強しない |

〔島内　節，薬袋淳子，野村美香：在宅エンド・オブ・ライフケア；終末期ケア．イニシア，68，2008 を一部修正〕

## 4）精神的・スピリチュアルペインへのケア

　がんの診断そのものが本人の心理・精神的負担，また家族の心理・精神的負担と介護負担を高めるという気持を持ち続ける．がんの進行とともに，在宅ケアが開始されることが多い．そこで上記の①痛み，②痛み以外の身体苦痛症状，③日常生活の動作機能低下など，現実を直視し，対処することを試みることになる．これら一連の事項が関連し合って，④心理・精神的スピリチュアルペインとして，具体的には社会的孤立・疎外感・孤独感，家族的・社会的不安感，自己存在の価値喪失感，やり残し感，人生への悔いなどによるいらだち，症状出現や生活行動自立の低下による不安などへのケアが必要になる．心身ケアとともにトータルペインへのケアとして，尊厳や自己存在・人生の価値が確認できるように総合的になされる必要がある．

【第 1 章Ⅳ．文献】
1）厚生労働省：平成 24 年（2012）人口動態統計（確定数）の概況　第 7 表　死因簡単分類別にみた性別死亡数・死亡率（人口 10 万対）（http://www.mhlw.go.jp/toukei/saikin/hw/jinkou/kakutei12/dl/11_h7.pdf，2014.5.27）．
2）島内　節：平成 24 年度（2013）在宅終末期緩和ケアパスの評価によるケアの充実およびケアシステムの改善に関する研究．7（2014）．

3) 辻彼南雄：理想の看取りと死に関する国際比較研究，一般社団法人ライフケアシステム代表理事，ILC-Japan 企画運営委員会（2012）．
4) 成　順月，島内　節，薬袋淳子，ほか：受持ち訪問看護師の評価によるがん患者の終末期在宅ケアにおける経過時期別ケアニーズの出現率．インターナショナル *Nursing Care Research*，**12**（2）：15-24（2013）．
5) 厚生労働省：中央社会保険医療協議会総会（第202回）平成23年10月26日（水）がん対策，生活習慣病対策，感染症対策について　資料（総4）「がん対策について」．
6) 島内　節，山岸明美，福井小紀子，ほか：在宅高齢者ホスピスケアのクリニカルパスとケアマネジメント方法の有効性評価と実用化（平成17～19年度文部科学研究費（基盤研究B））「在宅がん終末期患者におけるペインマネジメント」2007年度調査研究報告書．56（2008）．
7) 日本臨床腫瘍学会編：新臨床腫瘍学，NCCN Clinical Practice Guidelines in Oncology, Adult cancer pain. 南江堂（2009）．
8) 日本緩和医療学会緩和医療ガイドライン作成委員会編：がん疼痛の薬物療法に関するガイドライン．20，金原出版（2010）．
9) Higginson IJ：STAS 日本語版（的場和子監訳）（http://plaza.umin.ac.jp/stas/stas-j.pdf, 2013.12.17）．
10) 柏崎美保，ほか：48 VAS, NRS, VRS, VDS, FRS, PRS など．（小川節郎編著）痛みの概念が変わった，118，真興交易医書出版部，東京（2008）．
11) 日本ペインクリニック学会：痛みの評価法（http://www.jspc.gr.jp/gakusei/gakusei_rank.html#3, 2014.5.27）．
12) 日本緩和医療学会緩和医療ガイドライン作成委員会編：がん疼痛の薬物療法に関するガイドライン（http://www.jspm.ne.jp/guidelines/pain/2010/chapter02/02_03_03.php, 2013.12.18）．
13) 島内　節，薬袋淳子，野村美香：在宅エンド・オブ・ライフケア；終末期ケア．67，イニシア（2008）．
14) 島内　節，薬袋淳子，野村美香：在宅エンド・オブ・ライフケア；終末期ケア．68，イニシア（2008）．

（島内　節）

# V. 慢性呼吸不全と在宅ケア

　本稿では，慢性呼吸不全をもち在宅療養する者のケアに焦点を当て，包括的呼吸リハビリテーションを基盤にしたチームによる具体的支援について述べる．

## 1. 定義と背景

　呼吸不全とは「動脈血ガスが異常な値を示し，それがために生体が正常な機能を営みえない状態」と定義され，動脈血二酸化炭素分圧（arterial carbon dioxide pressure；$PaCO_2$）の程度により，Ⅰ型呼吸不全（$PaCO_2$ 45 Torr 以下）とⅡ型呼吸不全（$PaCO_2$ 45 Torr を超えるもの）がある．慢性呼吸不全とは，呼吸不全の状態が少なくとも1か月以上続く状態をいう[1]．

　慢性呼吸不全の原因疾患には，肺気腫，慢性気管支炎などの慢性閉塞性肺疾患（chronic

obstructive pulmonary disease；COPD），肺結核後遺症，間質性肺炎，肺がん，神経難病などがある．在宅酸素療法患者を対象とした調査によれば，基礎疾患は COPD が 45％を占め，肺線維症・間質性肺炎・じん肺・膠原病・農夫肺 18％，肺結核後遺症 12％が続いている[2]．

## 2．治療法

　慢性呼吸不全患者は，長期の治療が必要とされ，息切れなどの症状緩和だけでなく，包括的呼吸リハビリテーション[3]の考え方を用いた日常生活全般にわたる包括的な支援が必要である．すなわち，疾患の理解，治療や検査に関する理解，禁煙，薬物療法，インフルエンザや肺炎球菌などのワクチン接種，増悪予防と対処法，呼吸法と息切れを防ぐ方法の習得，運動，栄養・食事療法，在宅酸素療法（home oxygen therapy；HOT），社会資源の利用，心理的側面の支援について，包括的な患者・家族支援を行う．在宅患者を中心とした医師，訪問看護師，理学療法士，介護福祉士，薬剤師，栄養士等で構成する包括的なチームアプローチを行う．

## 3．在宅慢性呼吸不全患者の日常生活

　慢性呼吸不全患者は，体内への酸素供給不足のため，息切れ，特に労作時の呼吸困難，動悸，食欲低下，消化管運動の機能低下，易疲労性，不眠，うつ，チアノーゼなどの症状が出現しやすい．慢性気管支炎などでは，咳や痰も長期に続く．患者の多くは，高齢者であり，HOT が開始される例では，"酸素供給器に繋がれた生活" を意識しがちとなり，酸素吸入により行動範囲の狭小化を引き起こす．経済的な負担も増え，心理的な影響も受けやすく，生活の質は低下しやすい．また，上気道感染等を契機として急性増悪を生じるため，日常的な増悪予防が重要である．

　これらのことから，息切れや症状を増大せず，増悪因子を避け，安心・安定した日常生活を過ごすことができるよう支援することが在宅慢性呼吸不全患者のケア目標となる．

　COPD 患者への患者教育では，単独では運動能力や肺機能の改善はもたらさないが[4〜6]，疾患管理や対応能力を高め，健康状態をある程度改善する可能性があると報告されている[7]．また，包括的呼吸リハビリテーションのなかで患者教育と運動は，中心的な構成要素である[8]．患者教育により増悪を防ぎ，入退院を減らし，安定した療養生活を送ることを包括的呼吸リハビリテーションとして実現する．

## 4．慢性呼吸不全患者への包括的呼吸リハビリテーションとチームアプローチ

　ここでは COPD を例に挙げ，包括的呼吸リハビリテーションについて示す．

## 1）疾患，治療や検査に関する正しい理解

　対象者に応じて，分かりやすく具体的な用語を用いて，肺の仕組みや疾患について説明する．治療の内容，呼吸機能検査や動脈血ガス分析，パルスオキシメータによる経皮的酸素飽和度など，比較的よく行われる検査について，その目的や値の意味，見方を説明する．

## 2）禁煙

　COPD の原因のひとつに長期の喫煙がある．HOT を行う場合はもちろん，慢性呼吸器疾患の治療の基本は禁煙である．喫煙習慣はニコチン依存症と考えるようになり，喫煙は心理的な行動依存とニコチンに対する薬理学的依存の 2 つをもつため，行動科学的なアプローチに加え，薬理学的なアプローチを組み合わせた治療法が推奨され，ニコチン製剤による代替療法に 2006 年から健康保険が適用されている[3]．

## 3）薬物療法

　COPD の薬物療法として使用される薬物に，気管支拡張薬，抗コリン薬，$\beta_2$ 刺激薬，ステロイド剤，吸入ステロイド・$\beta_2$刺激薬の合剤などがある．処方されている薬物名，内服・吸入・貼用などの使用法，1 日と 1 回あたりの使用量，吸入回数等を説明する．また，あらかじめ医師が処方しておき，心身の状態に応じて患者・家族が服用・使用を判断する薬物（通称；手持ち薬）も在宅ケアでは重要である．各薬物の作用，副作用と対処について説明し，正しい方法で，正しい量を在宅患者が使用できるよう指導する．また，調剤を受ける薬局を 1 か所として，お薬手帳を活用して，重複処方，飲み合わせなどの確認を行えるようにする．

　（1）呼吸器疾患に使用される薬物の特徴

　気管支拡張薬は息切れの症状を軽減し，気管支平滑筋を弛緩させ，その結果，肺の過膨張が改善し，運動耐容能が向上する．そのため，QOL（quality of life；生活の質）の向上にとって意義がある．抗コリン薬は単剤で COPD 患者の気道拡張にもっとも効果を示し，長時間作用型抗コリン薬では，1 回の吸入で 24 時間作用が持続する．副作用として，前立腺肥大患者の尿閉，緑内障の悪化，口渇などがあるので留意する．吸入型の $\beta_2$刺激薬は効果の立ち上がりが速やかで，長時間作用型 $\beta_2$刺激薬は 1 回の吸入で 12 時間作用が持続する．貼付型の $\beta_2$刺激薬は患者のアドヒアランスが良好である．吸入ステロイド・$\beta_2$刺激薬の合剤は最近増えており，抗炎症作用と増悪の減少，QOL の改善に有効である[3]．

　（2）吸入療法

　ジェットネブライザーはジェット気流によりエアゾルを発生させる．超音波ネブライザーは超音波振動により，液体粒子を空中浮遊させ，これらを患者が吸気により吸入するものである．

　定量噴霧式吸入器（metered dose inhaler；MDI）は圧作動式の定量式ネブライザーで，平均粒子径は 1〜8 $\mu$m 程度である．噴霧のタイミングを吸気に合わせることがむずかしい高齢者などでは，吸入補助器具を使用する．ドライパウダー吸入器（dry powder inhaler；DPI）は，粉末の薬物を吸入器具を用いて患者自身の吸気により吸入するもので，30〜60 $l$/分の吸気が必要

である．吸入に適する吸気流速は製品によって異なる．

　高齢者では，吸入の手順や手技に困難をもつ者，視力低下，握力低下，マウスピースを保持するための前歯の欠損，理解力低下，吸入のタイミングが合わないことがあり，これらがアドヒアランスを低下させるため，繰り返し説明し，理解や手技を確認する．

### 4）ワクチン接種

　呼吸不全増悪の原因は急性呼吸器感染症であるといわれ[3]，冬季に流行するインフルエンザや細菌性肺炎の合併を予防するうえで，これらのワクチン接種を行うことが望ましい．自治体が助成している場合があるため問い合わせる．

### 5）増悪予防と対処法

　HOT 患者の33％は1年間に1回以上入院し[2]，主な原因は，呼吸不全急性増悪である．パルスオキシメータによる酸素飽和度，体温，血圧，痰の量，食事摂取量などを自己測定・観察し，ノートなどに記録して外来受診時に持参して，医師に経過を伝える．急性増悪の兆候は，患者個別に異なるようであるが，痰に色が着く，息苦しさが増す，背中がゾクゾクするなどが挙げられ，本人は増悪の兆候を何らか捉えていることも多い[9]．症状を訪問看護師等に伝え，増悪の初期に手持ち処方薬があれば使用して経過を観察し，受診を勧め，早期に治療につなげることが重要である．

### 6）息切れを防ぐ呼吸法の習得

#### （1）気道浄化と肺理学療法

　訪問看護師は聴診により，肺野のラ音の有無，呼吸音を聴取し，痰の貯留がある場合，水分摂取を促し，去痰剤の服薬や吸入後に体位ドレナージを行い，痰の喀出を促し，気道浄化を促す．用手的排痰手技等，肺理学療法の実施も気道浄化には有効である．

#### （2）呼吸法

　息切れ時に行う口すぼめ呼吸，横隔膜（腹式）呼吸，歩行・労作・排せつ時等，呼吸に負荷がかかる時の呼気を使った呼吸法，呼吸困難発作時のパニックコントロールなど，日常生活においてうまく呼吸法が取り入れられるよう指導する．特に，歩行・階段昇降時，物を持ち上げるときなどは呼気時に行い，エネルギー消費の少ない呼吸により息切れを防ぐ方法を説明する．

### 7）運動療法

　運動時の酸素処方がある場合は，酸素吸入を確実に行いながら，運動を行う．下肢筋力と呼吸筋力低下予防のための筋力運動，ゴムバンドなどを用いた上下肢の運動，20分以上の散歩，呼吸筋ストレッチ体操など，主治医と運動量を相談したうえで継続的に行う．やせている場合，呼吸筋疲労を生じていることがあるため，エネルギー摂取による栄養改善を勧め，ある程度の体重増加を図ってから運動療法を開始する．

8）栄養・食事摂取と排せつ

　COPD では，呼吸筋力や換気効率の低下によって，呼吸筋酸素消費量の増大や，代謝の亢進が生じ，それに基づくエネルギーバランスが負の状態になりやすく，やせをきたすことがある．低栄養は，運動耐容能の減少，免疫機能低下，易感染状態，筋量減少や呼吸筋疲労へつながり，呼吸困難感を増大させる．高タンパク，高エネルギー食の摂取により，栄養状態の改善を図り，適正体重を維持する．必要に応じて，主治医に栄養補助製剤の処方について検討を依頼する．食事では，呼吸商（単位時間あたりの $CO_2$ 排出量/単位時間あたりの $O_2$ 消費量）の低い栄養素を選択し（脂質約 0.8，タンパク質約 0.8，ブドウ糖 1.0），代謝の過程で二酸化炭素を多く生じる食品の摂取をなるべく控える．また，ガスを多く発生させる食品や満腹を避け，腹八分とし，食事による呼吸困難の増強を回避する．

　排便時に腹圧をかけると息切れが増すため，便秘を生じやすい．食物繊維を多く含む食品の摂取を勧め，改善しない場合，緩下薬の服用を検討する．

9）在宅酸素療法（HOT）

（1）HOT 患者の動向とケアの方向性

　HOT は高度慢性呼吸不全，肺高血圧，慢性心不全，チアノーゼ型先天性心疾患患者等を対象として，自宅や職場において酸素吸入を継続的に行う治療法である．1985 年に健康保険の適用が開始され，患者数は現在 14 万人強[10] となっている．HOT 患者の基礎疾患は，肺気腫が 48％を占め，他に肺結核後遺症 18％，肺がん，肺線維症・間質性肺炎・じん肺 15％となっている[2]．

　HOT が開始される場合は，使用する酸素供給器の機種，酸素使用時間，酸素流量（安静時，運動時，睡眠時別に流量と使用時間が処方される），退院後の留意点，必要な介護保険サービスなどの基本的な情報を把握し，本人・家族の意思と希望を聞きながら酸素供給器設置場所を調整し，酸素供給器の取り扱い，呼吸法，日常生活の留意点等について説明する．また，介護保険制度を利用する場合，市町村に要介護認定の申請を家族等が行う．身体介護・家事援助，訪問看護，入浴介助，訪問診療，訪問呼吸理学療法などの必要性をアセスメントして，サービス担当者会議，およびケアプランに基づいて訪問サービスを提供する．

（2）使用する機器の準備

　①酸素供給器：酸素濃縮器と液体酸素があり，病状や生活環境に応じて処方される．空気の取り込み口から室内気を取り入れ，窒素を吸着材で吸着し，高濃度酸素を発生させる．フィルターの清掃，加湿水の交換などが必要である．液体酸素は，タンク内の － 183 度の液体酸素を少量ずつ気化して，高濃度酸素を供給する．電源を必要としないため，停電時にも使用できる（図 1-5-1）．酸素供給器設置場所は，主に療養者が生活する場所（自宅，または職場）でトイレや浴室など，酸素を必要とするところで吸入が行え，直火から 2 m 以上離れた窓際で換気できる場所が適する．酸素供給部である鼻カニューレから半径 2 m 以内は直火は厳禁であるが，喫煙により酸素へ引火し，死亡事故となった事例が報告されているため，注意喚起がなされている[11]．在宅酸素に必要な機器や物品が自宅にいつ搬入されるか確認し，本人，または家族が

| | 液体酸素 | 酸素濃縮器 |
|---|---|---|
| 装置 | 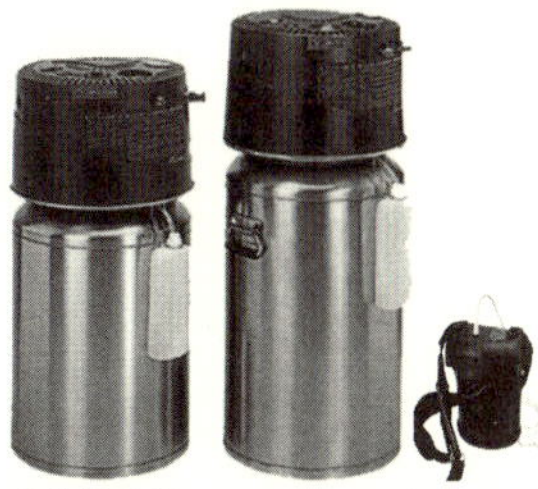 （写真：株式会社小池メディカル, リベレーター Gen. Ⅲ） | 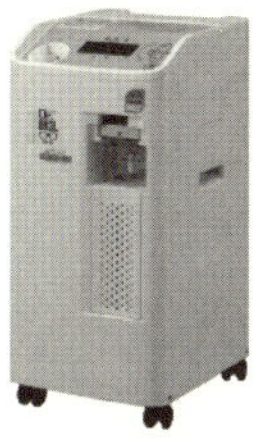 （写真：山陽電子工業株式会社, Dr. 酸素） |
| 方法 | ・液体酸素を気化して高濃度酸素を供給する<br>・携帯用には子容器を使用 | ・室内気を取り込んで窒素を取り除き, 酸素濃度を上げて供給する<br>・外出・停電時は携帯用酸素ボンベを使用 |
| 特徴 | ・電源不要<br>・高濃度・高流量酸素が投与できる<br>・各自で子容器に移充填して携帯する<br>・酸素がなくなる前に容器ごと交換する | ・電源必要<br>・流量調整操作が簡単<br>・加湿水を必要としないタイプもある<br>・フィルターの掃除が必要 |
| 利点 | ・電気代が不要<br>・停電時も使用可能<br>・移充填して携帯可能 | ・電源があれば, 連続使用可能 |

図 1-5-1　酸素供給器の種類と特徴

おのおのの取り扱い方法を理解しているか家庭訪問により確認して, 必要な指導を行う.

②携帯用酸素ボンベ, バックアップボンベ；通院・外出等, 酸素供給器に接続したチューブでは酸素が供給できない場所では, 携帯用酸素ボンベを利用する. 酸素残量の見方, バルブの開閉, 呼吸同調型酸素供給装置について説明する. 停電に備えてバックアップボンベを用意する.

③パルスオキシメータ；体内の酸素化を患者が自ら確認できるようにするため, 可能であれば用意する. 自治体によって給付される場合がある.

④鼻カニューレ；診療報酬（在宅酸素指導管理料）に含まれ, 医療機関, または酸素供給業者が交換用を用意する. 鼻カニューレは汚れがたまりやすいため, 清掃を毎日行う.

⑤加湿水；酸素に加湿が必要なタイプの酸素濃縮器では, 蒸留水を用意する.

### 10）経済的課題と社会資源の利用

HOT にかかる医療費は, 在宅酸素指導管理料, 酸素濃縮装置使用加算（濃縮器使用の場合）, 携帯用酸素ボンベ加算（携帯用酸素ボンベ使用の場合）, 呼吸同調式デマンドバルブ加算（使用の場合のみ）を含め, 診療報酬計 7,680 点（2013 年 1 月現在）で, 国民健康保険等で自己負担 3 割の場合 23,040 円, 後期高齢者医療制度による 1 割負担の場合 7,680 円となる. その他, 薬物, 検査にかかる費用, 酸素濃縮器の電気代, 蒸留水代が必要である.

介護保険は市区町村介護保険担当窓口に申請する. 訪問調査と主治医意見書を基に, 介護保険認定審査会において要介護認定が行われる. 介護保険制度に基づくサービス利用は現在 1 割

の自己負担が必要であるが，今後自己負担割合を引き上げる方向性が示されている．

　HOT 患者は身体障害の内部障害に該当する場合がある．身体障害者手帳の申請は所定の診断書と医師の意見書を添えて，福祉事務所で行う．身障手帳の交付を受けた場合，等級によっては医療費の免除や通院の際のタクシー券の交付，日常生活用具の給付などが受けられる．

## 11）QOL，心理的側面の支援

　患者の生活時間や生活リズム，趣味や生きがいなどを把握し，HOT とともに生きがいある生活を送ることができるよう，支援の必要性をアセスメントする．酸素業者が旅行の宿泊先に酸素濃縮器を届けるサービスがある場合，これを活用することで旅行が実現できる．航空機利用の場合は，航空会社に事前に医師の診断書を提出し，介護者が同行することで，携帯用酸素ボンベを持ち込んで搭乗することができる．航空会社によっては，航空会社が用意した酸素ボンベを使用する場合もある．事前に窓口に相談し，患者の心身のようすをみながら，計画的に準備するなど，在宅療養に前向きに取り組めるように支援する．配偶者，子ども等との関係性などを把握して，家族との関係で本人がストレスを感じることはないか等，家族ケアの必要性についても検討する．

【第1章V．文献】
1）厚生省：厚生省特定疾患「呼吸不全」調査研究班　昭和56年度報告書（1982）．
2）日本呼吸器学会：在宅呼吸ケア白書2010．3．メディカルレビュー，東京（2010）．
3）日本呼吸ケア・リハビリテーション学会，日本呼吸器学会，日本リハビリテーション医学会，ほか編：呼吸リハビリテーションマニュアル；患者教育の考え方と実践．1-211，照林社，東京（2007）．
4）Ries AL, Kaplan RM, Limberg TM, et al.：Effect of pulmonary rehabilitation on physiologic and psychological outcomes in patients with chronic obstructive pulmonary disease. *Ann Intern Med*, **122**：823-832（1995）．
5）Janelli LM, Scherer YK, Schmieder LE, et al.：Can a pulmonary health program alter patients' ability to cope with COPD? *Rehabil Nurs*, **16**：199-202（1991）．
6）Ashikaga T, Vacek PM, Levis SO：Evaluation of a community-based education program for individuals with chronic obstructive pulmonary disease. *J Rehabil*, **46**：23-27（1980）．
7）Celli BR：Pulmonary rehabilitation in patients with COPD. *Am J Respir Crit Care Med*, **152**：861-864（1995）．
8）Ries AL, Bauldoff GS, Carlin BW, et al.：Pulmonary Rehabilitation：Joint ACCP/AACVPR Evidence-Based Clinical Practice Guidelines, *Chest*, **131**：34-35（2007）．
9）亀井智子：在宅酸素療法実施者の療養管理遠隔看護支援システムの開発．聖路加看護大学紀要，29：1-11（2003）．
10）ガスレビュー編：ガスレビュー，No. 709号，2010（http://www.gasreview.co.jp/gasreview/kiji10/gr_709_4.html, 2013.12.11）．
11）厚生労働省：在宅酸素療法における火気の取扱いについて（http://www.mhlw.go.jp/stf/houdou/2r98520000003m15_1.html, 2013.12.11）．


【第1章V．参考文献】
　日本呼吸器学会：酸素療法ガイドライン．1-106，メディカルレビュー，東京（2006）．

日本呼吸器学会：COPD 診断と治療のためのガイドライン．第 4 版，1-161，メディカルレビュー，東京（2013）．

（亀井智子）

# VI. 栄養障害，摂食嚥下障害，脱水と在宅ケア

## 1. 栄養障害と在宅ケア

　在宅ケアにおける成人・高齢者の栄養障害として，成人の場合は過剰栄養である肥満症，そして高齢者の場合には栄養不良のひとつである低栄養状態が中心的な課題である．

　本稿では，壮年期での肥満症，高齢者では低栄養状態について，定義からアセスメント，多職種・多機関連携として専門職種の役割や事業評価までを説明する．

## 2. 成人における肥満症

　肥満者は，高血圧，糖尿病，代謝異常症，動脈硬化などの生活習慣病が高率に合併しており，これらの疾患の発症予防に対する自己管理が必要である．

### 1）アセスメント

　肥満とは，身体に標準量を超える脂肪組織が蓄積している状態をいう．日本肥満学会の定義[1]によると，体質量指標（body mass index；BMI＝体重（kg）/身長（m）$^2$）≧25 で，11 の肥満関連疾患（耐糖能障害，脂質異常症，高血圧，高尿酸血症・痛風，冠動脈疾患，脳梗塞，脂肪肝，月経異常および妊娠合併症，睡眠時無呼吸症候群・肥満低換気症候群，整形外科的疾患，肥満関連腎臓病）のうち 1 つ以上の健康障害を合併するか，CT（コンピュータ断層撮影；computed tomography）で測定した内臓脂肪面積が≧100 cm$^2$を有する場合である．

　肥満症の治療には，基礎疾患がない場合には，栄養療法と運動療法が必須である．栄養療法は，エネルギー，炭水化物，タンパク質，脂質，ビタミン・ミネラル，その他の嗜好品等の栄養指導を受ける．具体的な内容は，合併症の有無との関連から各学会等において異なっている．また運動療法においては，体内脂肪量の燃焼による脂肪の減量を目的とした運動を実施する．基礎疾患がある場合には，医師の指示の下で服薬管理と適切な栄養療法と運動を行う．

２）多職種協働や多機関連携

　成人期は，生活習慣病の予防と早期発見のため，定期的な特定健康診査（人間ドック等を含む）の結果から，生活習慣病の改善が特に必要な者を抽出して，医師，保健師，管理栄養士等から，生活習慣の改善の指導（特定保健指導）を受ける機会がある．また治療が必要となった場合には，医療機関において，医師並びに管理栄養士における栄養指導を受けることができる．また運動指導は，地域のフィットネスクラブをはじめ，病院，保健所等に所属している健康運動指導士や健康運動実践指導者[2]が行う．健康運動指導士や健康運動実践指導者は保健医療関係者と連携し，積極的な健康づくりを目的とした運動を安全かつ効果的に実践指導する役割がある．

３）ケアの質や事業の評価

　2012 年に策定された第 2 次健康日本 21 の期間（2013〜2022 年度）で，国民の健康の増進に関する基本的な方向のなかで，栄養・食生活，身体活動・運動，休養，飲酒，喫煙および歯・口腔の健康に関する生活習慣および社会環境の改善が，国民の健康増進を形成する基本的な要素として位置づけられている．さらに 2008 年度に開始された医療制度改革において，医療保険者が実施する「特定健康診査・特定保健指導」を実施することが義務づけられている．そのため，医療保険者は，生活習慣病やリスク者の該当者数の把握と特定保健指導の実施について定期的に評価する必要がある．

４）医療を含むケアの倫理（当事者が主体であるという価値観）

　生活習慣病の予防は，個人の長年の生活行動・習慣によるものであるため，成人期の人々に健康に対する自発性を促して，生涯に通じた個人の努力を意識化し自律した健康行動をとることができるように，保健医療職は啓蒙活動を常に行うことが求められる．

３．高齢者の低栄養状態

　高齢者は，慢性的なエネルギーやタンパク質の補給不足，あるいは疾患や損傷などによる生理的ストレスが負荷されて，タンパク質・エネルギー低栄養状態（protein energy malnutrition；PEM）に陥りやすい．PEM とは，人間が生存するのに重要な栄養素であるタンパク質と活動するためのエネルギーが不足した状態である．PEM によって，高齢者の生活活動の低下や，主観的健康観の低下，褥瘡の発生，感染症や合併症の誘発，創傷等治癒の遅延，施設や病院滞在日数の延長，医薬品使用の増大などがもたらされる[3]．在宅療養高齢者の約 30％，施設入居高齢者の約 40％に PEM が存在するという報告[4]によって，わが国の高齢者の最大の栄養問題が提言された．

## 1）アセスメント

　高齢者の PEM を評価・判定するためには，初期スクリーニングの指標として血清アルブミン値 3.5 g/dl 以下が有効である[5]．在宅ケアにおいて血液検査データの把握ができない場合には，過去 6 か月以内の 5％以上の体重減少や BMI＜18.5 の場合にはリスク者とする．

## 2）多職種協働や多機関連携

　医療機関では，栄養サポートチーム（nutrition support team；NST）により，個人を対象とした最適な栄養管理が実施されている．NST には医師，看護師，薬剤師，管理栄養士，理学療法士・言語聴覚士・作業療法士，介護職種，臨床心理士，医療ソーシャルワーカー等が含まれる．在宅ケアではこれらの職種がすべて参加できないことがあるため，療養者の栄養課題に応じて互いに専門性を広くとりながら実施する必要がある．

　介護保険においては，施設・在宅において，高齢者の日常生活の自立を支援し，介護状態を軽減するために，PEM のリスク者を早期に発見し，リスクの軽減や予防のために，①栄養状態のスクリーニング，②栄養アセスメント，③栄養ケアプラン（栄養補給・栄養教育・多領域からの栄養ケア），④モニタリング，⑤質とコストの評価からなる栄養管理サービス（nutrition care and management；NCM）[6]を実施する必要がある．

　看護師は，日常的に高齢者の健康状態の観察とケアを実施し，低栄養状態の早期発見と悪化の予防ができる立場にある．在宅では介護職も療養者の買い物や調理等の食生活への支援を通じて，栄養状態のスクリーニングを行うことができる．介護支援専門員や管理栄養士等は，栄養アセスメントを通じて栄養に関する支援ニーズの抽出を行い，必要な専門職と機関を含めたケアプランを作成する役割がある．特に栄養問題に限定される療養者の場合には，管理栄養士が専門性の下でリーダーシップをとるほうが望ましい場合がある．栄養補給量や補給方法等は管理栄養士が中心に行う．栄養教育やカウンセリングは管理栄養士，看護師が行う．多職種からの栄養ケアは，看護師，薬剤師，理学療法士・言語聴覚士・作業療法士，介護職種，臨床心理士等がそれぞれの専門性のうえで計画を立て実施する．

　地域支援事業として，低栄養状態の予防のために，チェックリストを用いて早期に低栄養状態のリスク者を発見し，予防のためのサービスにつなげることができるように，虚弱高齢者への支援が今後も重要である．

## 3）ケアの質や事業の評価

　介護保険並びに介護予防では，高齢者の低栄養状態の早期発見と栄養改善のためのサービスが事業として位置づけられており，個別の栄養ケアプランの評価は 3 か月ごとに行うことが求められている．

## 4．摂食・嚥下障害と在宅ケア

　高齢者は，加齢に伴い嚥下機能が低下するだけでなく，脳卒中や神経難病，アルツハイマー病等においては脳血管疾患による後遺症や脳の退行性変性疾患の合併によって，摂食・嚥下障害が頻発することから，在宅ケアにおいて摂食・嚥下障害は，ケアの対象となりやすい状態である．さらに誤嚥性肺炎等も併発しやすいため，生命の危険と隣り合わせになりやすく，経口摂取によるケアの継続を検討するうえでは倫理的側面からの慎重な検討を要する．特に在宅における要介護者の摂食・嚥下障害へのアセスメントの方法や多職種による摂食・嚥下リハビリテーション並びにケアについては，本人，家族ならびに多職種間で十分に検討し，ケアを実施後は継続的な評価をすべき内容である．

### 1）アセスメント

　摂食・嚥下障害とは，食物の認知から口腔，咽頭，食道を通過して胃に至るまでの過程のどこかの障害によって摂食または嚥下がしにくくなった状態をいう．摂食・嚥下機能の段階として，先行期（認知期），準備期，口腔期，咽頭期，食道期の5期がある．

　摂食・嚥下障害で多くみられる症状には，食事中の咳やむせ，食事時間の延長，食事摂食量の減少，体重の減少がある．発熱が生じる場合もある．口腔内の清潔状態，唾液の性状も観察する．唾液を飲み込む（空嚥下）指示への応答，唾液反復嚥下試験，簡易嚥下反射誘発試験等で嚥下障害の判断が可能である．嚥下造影（videofluoroscope examination of swallowing；VF）検査によって，摂食・嚥下障害の診断だけでなく，重症度，嚥下機能の障害の部位，食物の物性の違い，効果的な体位，代償的アプローチの方法などが分かるが，外来受診が困難な場合には，在宅での嚥下内視鏡（videoendoscopic examination of swallowing；VE）検査が有効である．

### 2）多職種協働や多機関連携

　摂食・嚥下障害のアセスメントから診断，リハビリテーション，ケア・サービスには多職種連携によるアプローチが行われる．摂食・嚥下障害の診断は医師，歯科医師が行い，アセスメントは，多職種によって行われる．摂食・嚥下リハビリテーションには，言語聴覚士，理学療法士，作業療法士をはじめ看護師も参画し行う．管理栄養士や調理師は，食品の選択や調理やとろみ剤を工夫し，個々の嚥下障害の程度に適した食形態の食事を提供する．食事時の姿勢や食具の工夫には理学療法士，作業療法士からの指導の下，安全でかつ楽しみのある食事をするための食事環境の調整，注意深い食事介助方法，誤嚥性肺炎の予防としての毎日の口腔ケアと嚥下体操は，看護師や介護職が行う．在宅ケアでは，介護支援専門員が支援ニーズを査定し，必要なサービスを計画するが，同一施設内に比べ，上述のような多職種アプローチが必要である．そのため多機関の多職種によるケア連携を効果的に行う場合には，細やかな情報交換とサービス提供が求められる．また在宅では家族が食事や口腔ケアに関して直接的に支援をすることが多いことから，訪問看護師や管理栄養士らは，具体的な介助方法や食事内容や食形態の

工夫が適切に行えるように家族への教育が重要である．また，栄養状態の低下や誤嚥性肺炎，異物の誤飲・誤嚥，病状の悪化など緊急的な判断が必要な場合の家族への教育や，多機関の連携が求められる．

### 3）ケアの質や事業の評価
摂食・嚥下障害者は，有効な代償的アプローチの介入結果を評価するとともに，低栄養状態のリスクにつながりやすいため，栄養状態の評価も定期的に行う．

### 4）医療を含むケアの倫理
認知症や意識障害等によって療養者本人の意思確認ができない場合の摂食・嚥下障害に対する代償的アプローチとしての人工的水分・栄養補給の導入を検討する場合には，倫理的な側面を十分に熟考し，本人の事前指示の有無と内容，家族の意思を尊重し，多職種内で，ガイドライン[7]に基づいて，導入の検討をしたうえで決定していく必要がある．

## 5．脱水と在宅ケア

脱水は，特に高齢者に起こりやすい栄養問題のひとつとして考えられる．高齢者の場合，喝中枢の感受性が低下しているため口渇等の自覚が乏しく水分摂取量が低下するだけでなく，水分調節機能の低下，下剤や抗便秘薬等の高頻度の使用，加齢に伴う腎機能の低下，糖尿病等の基礎疾患から容易に生命の危険にさらされることが多い．また食欲不振による飲水困難な場合や，意識障害による経口摂取困難，疾患による嚥下困難がある場合，失禁を気にして本人が水分摂取を控えている場合や，介護者が排せつ介助の負担軽減のために水分摂取を制限している場合にも，脱水のリスクが高い．体温調節機能が低下している高齢者では，夏場には熱中症になりやすく，容易に生命の危険な状態につながりやすい．

さらに在宅では，血液検査がすぐに行えない状況にあるため，日ごろの身体状態の観察や水分摂取等の行動観察と療養者とその家族への教育が重要である．

### 1）アセスメント
脱水とは，体内の水と電解質（主としてNa；ナトリウム）の代謝障害によって，体液が正常以下に減少した状態をいう．水分量の不足の状態を指す．脱水症には，①高張性（水欠乏性）脱水；体液中で主として水が欠乏して起こる脱水，②低張性（Na欠乏性）脱水；体液中で主としてNaが欠乏して起こる脱水，③混合性脱水；水とNaの両方が欠乏する脱水がある．

通常，嘔吐や下痢等がない高齢者は，高張性脱水になりやすい．夏場には発汗が増加するため，混合性脱水になりやすい．高齢者の高張性脱水の軽度の脱水状態を示す身体症状としては，口腔粘膜や舌が乾燥している状態，唾液が粘っている状態，腋窩が乾燥している状態，脱力感や元気がない状態がみられることがある．また尿量の低下，尿の色が濃い状態もある．重度に

なると発熱，意識障害，頻脈（100 回以上/分）がみられる．また食事と食事の間の水分摂取行動がない場合には，脱水の傾向になりやすいため，注意が必要である．

### ２）多職種協働や多機関連携

在宅では，療養者並びに家族への脱水予防の健康教育が重要である．1 日の水分量を 1,500 m*l* 前後とるようにすること．水分摂取の内容は，療養者の好みを考慮して飲みやすいものが望ましい．食事以外の食間にも水分摂取の時間を決めて水分をとるように習慣づけること．外出時には水分摂取用のボトル等を持参するようにすること．失禁や排尿回数を少なくするために水分摂取を控えるようにしないこと．これらの注意を促す必要がある．発汗が多い夏場や入浴後などは，体液に近い経口補水液や飲料を摂取するほうが体内に水分等を吸収しやすくなるため促す必要がある．同時に特に夏場には，熱中症対策として，適正な室内温度となるように冷房の使用を勧めるようにする．

脱水症の症状を発見した場合には，すぐに医療機関に連絡をとり，輸液等の医療的処置を早急に受けられるようにする．

### ３）ケアの質や事業の評価

特に高齢者ケアに関わるすべての職種が，脱水予防と早期発見のための正しい知識をもち，接することが求められる．

### ４）医療を含むケアの倫理

高齢者は身体特性，症状並びに主訴が乏しく，脱水の重症化並びに生命の危険にさらされるリスクが高いため，療養者の周囲の配慮が非常に重要である．

【第 1 章Ⅵ．文献】
1）日本肥満学会：日本肥満学会の「肥満症の診断基準と治療ガイドライン」検討の最前線（http://www.jasso.or.jp/data/office/pdf/guideline.pdf，2013.12.1）．
2）健康・体力づくり財団：健康運動指導士とは（http://www.health-net.or.jp/shikaku/index.html，2014.4.30）．
3）杉山みち子：高齢者の栄養ケアとマネジメント．生活習慣病予防と高齢者ケアのための栄養指導マニュアル，79，第一出版，東京（2002）．
4）松田　朗，杉山みち子，小山秀夫：老年保健事業推進等補助金研究「高齢者の栄養管理サービスに関する研究」報告書．東京（1998）．
5）細谷憲政，松田　朗監：これからの高齢者の栄養管理サービス．48，第一出版，東京（1998）．
6）細谷憲政，松田　朗監：これからの高齢者の栄養管理サービス．233，第一出版，東京（1998）．
7）日本老年医学会：高齢者ケアにおける意思決定プロセスに関するガイドライン；人工的水分・栄養補給の導入を中心として 2012 年版．医学と看護社，千葉（2012）．

【第 1 章Ⅵ．参考文献】
東口高志編：NST 完全ガイド；栄養療法の基礎と実践．照林社，東京（2006）．

細谷憲政監：高齢者の栄養管理．日本医療企画，東京（2005）．

小玉敏江，亀井智子編著：高齢者看護学．中央法規出版，東京（2007）．

厚生労働統計協会：第 1 章　生活習慣病と健康増進対策，第 3 編　保健と医療の動向．厚生の指標　増刊国民衛生の動向 2012/2013，84-99（2012）．

中村提示，吉池信男，杉山みち子編著：生活習慣病予防と高齢者ケアのための栄養指導マニュアル．第一出版，東京（2002）．

高崎絹子，亀井智子，島内　節編：在宅看護論．医学芸術社，東京（2006）．

山門　實編：ナースのための水・電解質・輸液の知識．医学書院，東京（2004）．

在宅医療テキスト編集委員会：在宅医療テキスト．公益財団法人在宅医療助成　勇美記念財団，東京（2009）．

（梶井文子）

# VII.　神経難病と在宅ケア

　難病は，神経・筋をはじめ 14 の領域に大別される．難病療養者に関わる制度は，難病対策事業，介護保険制度，障害者総合支援サービス，医療保険制度と多岐にわたっている．これらの制度はさまざまな見直しが進められているため，正確な情報を収集し，サービス利用の原理をよく理解して，在宅で安心して生活できる支援のあり方を考える必要がある．

　特に神経難病は，疾病により神経変性をきたす神経系統や支配する身体部位が異なるため，現れる症状・障害はさまざまである．そのため，解剖生理学の知識に基づいたアセスメントを行い，症状の成因を見極めることが重要である．

　ここでは，難病施策の動向を踏まえ，主な神経難病の病態と支援のポイントについて述べる．

## 1．難病の定義

　一般に「難病」とは，治療がむずかしく慢性的な経過をたどる「不治の病」とイメージされることが多い．しかし，在宅ケアの対象となる「難病」は，厚生労働省が難病対策の対象と定める特定の疾患を示しており，医療の進歩に伴い随時見直しが行われてきた[1]．

　難病対策は，1972 年に策定された「難病対策要綱」を基盤に根拠法をもたずに展開されてきたが，難病医療水準の向上や療養環境の改善等に一定の成果を挙げてきた[2]．2013 年 4 月には「障害者の日常生活及び社会生活を総合的に支援するための法律（障害者総合支援法）」に定める障害児・者の対象に難病等が加わり，障害福祉サービス，相談支援等の対象とされた[3]．さらに，難病の対象疾患の拡大を含む公平かつ安定的な医療費助成制度の確立や，治療効果が期

待される疾患の就労支援等を含む療養生活環境の改善を推進するため，2014 年 5 月に「難病の患者に対する医療等の確保に関する法律」が制定された[4]．

　この法律において「難病」は，「発病の機構が明らかでなく，かつ，治療方法が確立していない希少な疾病であって，当該疾病にかかることにより長期にわたり療養を必要とすることとなるものをいう」と定義されている．厚生労働省は「指定難病」として指定し，徐々に対象を拡大しながら対策が進められようとしている[4]．

## 2．主な神経難病の病態と支援のポイント

　神経難病の代表疾患である筋萎縮性側索硬化症，パーキンソン病関連疾患，脊髄小脳変性症について，病態と支援のポイントについて述べる．

### 1）筋萎縮性側索硬化症（amyotrophic lateral sclerosis；ALS）[2,5]
#### （1）ALS とは

　1 次運動ニューロン（上位運動ニューロン）と 2 次運動ニューロン（下位運動ニューロン）が共に変性脱落する疾患であり，全身の筋力低下と筋萎縮を特徴とする．

　神経の変性が起こる神経系統や変性した神経が支配する身体部位により，現れる症状や障害はさまざまである．1 次運動ニューロンの変性では，痙縮，腱の異常反射や亢進がみられ，巧緻運動が困難となる．2 次運動ニューロンの変性では，筋萎縮や筋繊維の攣縮がみられ，腱反射の消失や弛緩，筋力低下が起こる．

　四肢・体幹の運動障害のみならず，病変が呼吸筋に及ぶと呼吸障害を起こし，延髄の運動神経に及ぶと球麻痺による嚥下障害や構音障害を起こす．一般に，感覚障害や認知障害，排尿障害，眼球運動障害，内臓障害は起こりにくいとされている．また，褥瘡ができにくいことでも知られている．

　初発症状から 2〜5 年で呼吸障害の進行により生命の危機に直面する．人工呼吸療法の導入により生命維持は可能となるが，介護を担う家族と共にその後の人生をどのように生きるかについて，医療処置を含めた療養方針の意思決定が必要となる．

#### （2）疫学

　有病率は，人口 10 万人あたり 7〜11 人といわれている．若い世代の発症は少なく，60〜70 歳代の発症がもっとも多い．日本では 9,000 人以上の ALS 患者が登録されており，男性のほうが女性よりも約 1.2 倍多くみられる．

#### （3）病因

　神経の老化が関与しているといわれている．興奮性アミノ酸代謝異常やフリーラジカルが関与しているという説もあるが，はっきりとした原因は明らかにされていない．

　多くの場合は遺伝しないが，ALS 患者の約 5％は家族内で発症し，家族性 ALS と呼ばれている．家族性 ALS の約 20％にスーパーオキシド・ジスムターゼ（superoxide dismutase 1；SOD1）

という酵素の遺伝子に異常が見つかっている．その他にもいくつかの遺伝子の異常が確認されている．

（4）治療およびケア

グルタミン酸拮抗薬リルゾール（リルテック®）による薬物治療が1999年より日本でも使用されており，生存期間をわずかに延長する効果がみられている．その他，痙縮に対しては抗痙縮薬，関節拘縮等による痛みには鎮痛薬やリハビリ，不安や抑うつには抗うつ薬などの対症療法が行われている．

ALSの筋力低下は，ALS自体の進行による筋力低下，廃用症候群による筋力低下，使い過ぎによる筋力低下の場合がある．過度な運動やリハビリを行うと，腱の断裂，過用性損傷，過度の筋伸張の危険があるため注意が必要である．むしろ，関節可動域を維持するリハビリテーションが有効とされている．

2）パーキンソン病関連疾患[2,6,7]

パーキンソン病関連疾患には，パーキンソン病とパーキンソニズムを呈する進行性核上性麻痺，大脳皮質基底核変性症が含まれる．

（1）パーキンソン病

a）パーキンソン病（Parkinson's disease；PD）とは

ドーパミン産生ニューロンに異常を起こす進行性変性疾患である．安静時振戦，筋強剛（筋固縮），無動・寡動，姿勢反射障害を4大症状とする．リズムを刻む，2つの動作を同時に行うことがむずかしくなる．初発症状は安静時振戦がもっとも多く，片側の上肢または下肢から発症し，病気の進行とともに症状が対側にも及ぶ．振戦は動作時には減少・消失するが，安静にすると再び出現する．筋強剛（筋固縮）は，他動的に関節を屈伸するときに強い抵抗を示し，頚部や四肢の筋にみられる．動作は全般的に遅く，特に起立時や体位変換時に拙劣さが目立つ．そのため，進行とともにADLの介助が困難となる．進行すると姿勢反射障害によりすくみ足がみられ，姿勢を立て直すことがむずかしく，転倒しやすくなる．

同時に2つの動作をする能力は初期から低下する．このことは，運動のみならず思考にもみられ，なにかに意識を集中すると他のことに注意をはらえなくなる．表情は変化に乏しく（仮面様顔貌），言葉も単調になる．また，ドーパミン産生ニューロンは前頭葉にも多く分布するため，認知障害，感情障害，自律神経障害などの非運動症状も引き起こす．これらの症状のため，介護者は患者の反応が理解しにくくなり，コミュニケーションも乏しくなるため精神的な負担を感じやすい．

b）疫学

有病率は，10万人あたり100〜150人であり，高齢になるほど発病率が増加する．日本では女性の平均寿命のほうが長いため，男性に比して女性の患者数が多い．40歳以下で発症するものは若年性パーキンソン病といわれる．

　c）病因

　ドーパミン産生ニューロンにはレビー小体と呼ばれる細胞内封入体が蓄積する．細胞内封入体の主たる構成要素のタンパク質構造が変化することに関係すると考えられている．通常遺伝しないが，若年性パーキンソン病に，一部遺伝子の異常が確認されている．

　d）治療およびケア

　ドーパミンの補充，ドーパミン受容体刺激薬などの薬物療法，定位脳手術，経頭蓋磁気刺激による外科治療が試みられている．

　すべての動きには固有のリズムがあるため，そのリズムに合わせることで動きがスムーズになることがある．薬物療法が長期にわたると，不随意運動（ジスキネジア），wearing-off，幻覚，on-off 現象などの副作用が現れやすくなる．大きく分けて 8 グループの治療薬が使われており，症状等に合わせて薬を組み合わせ，パーキンソン症状と副作用のバランスをコントロールしながら日常生活を送る工夫が必要となる．

（2）進行性核上性麻痺

　a）進行性核上性麻痺（progressive supranuclear palsy；PSP）とは

　脳内の特定部位（基底核，脳幹，小脳）の神経細胞が脱落する疾患であり，易転倒性，核上性注視麻痺，パーキンソニズム，認知症などの症状を特徴とする．

　姿勢が不安定になり，危険に対する認知力や注意力が低下するため，初期の段階から転倒を繰り返す．また，転倒時に上肢で防御する反応が起きないため，顔面から転倒し頭部の外傷を伴うことが多い．発症から約 3 年で核上性注視麻痺が出現する．特に下方の随意的眼球運動が障害され，しだいに水平方向の動きも障害され，最終的には眼球が正中位で固定して動かなくなる．パーキンソニズムによるすくみ足や突進歩行，無動にみえて突然動きだすなどの症状がみられるため注意が必要である．進行すると頸部が後屈し，四肢の固縮により発症から約 4〜5 年で寝たきりとなる．

　認知症を合併し，前頭葉徴候が初期からみられる．見当識障害や記名力障害は比較的軽度であるが，構音障害や回答に時間がかかるため，ゆっくりと理解力を確認する必要がある．

　初期には食物を口の中に溜め込むことがあり，徐々に嚥下障害が進行する．死因は，誤嚥性肺炎や窒息などが多いため，胃ろう等を含めた医療処置の選択を検討する必要がある．

　b）疫学

　有病率は，10 万人に 10 人程度であり，40 歳代以降に発症する．50〜70 歳代の発症がもっとも多く，男性に多い傾向がある．

　c）病因

　脳内の淡蒼球，視床下核，小脳歯状核，赤核，黒質，脳幹被蓋の神経細胞が脱落し，異常リン酸化タウタンパクが神経細胞内およびグリア細胞内に蓄積するという異常構造が起こることが関係すると考えられている．

　d）治療およびケア

　初期には L-dopa などの抗パーキンソン病薬や抗うつ薬が使用されるが，効果は一時的または

無効である場合が多い.

　転倒が多く, 注意をしても動いてしまうため, 環境整備や保護帽などにより, 転倒・受傷予防対策をとる. 排泄行為に伴う転倒が多いため, 定期的な排泄誘導などの工夫が有効である.

　誤嚥性肺炎を合併すると予後が不良となるため, 摂食・嚥下リハビリテーションや口腔ケアによる予防的ケアが重要となる.

　(3) 大脳皮質基底核変性症

　a) 大脳皮質基底核変性症 (corticobasal degeneration ; CBD) とは

　大脳皮質と皮質下神経核の神経細胞が脱落する, 進行性の神経変性疾患である. 大脳皮質徴候 (肢節運動失行, 観念運動失行, 皮質性感覚障害, ミオクローヌス, 把握反応, 他人の手徴候, 失語, 半側空間無視, 認知症など) と錐体外路徴候 (無動・固縮, ジストニア) に顕著な左右差がみられることを特徴とする. 初期には CT や MRI (magnetic resonance imaging ; 磁気共鳴画像) の画像は正常であるが, 進行とともに非対称性の大脳萎縮がみられる.

　一側の上肢のぎこちない動きから発症することが多く, しだいに同側の下肢の動きが悪くなる. 症状は対側の上下肢にも進行し, 姿勢反射障害がみられ, 転倒を起こしやすくなる.

　進行とともに嚥下障害・構音障害がみられるため, 誤嚥性肺炎の予防や栄養・水分摂取の管理が必要となる.

　b) 疫学

　有病率は, 10万人に2人程度と推定されており, 40〜80歳代まで幅広い年齢層で発症している. 60歳代の発症がもっとも多く, やや女性に多いとされている.

　c) 病因

　大脳皮質と皮質下神経核 (特に黒質と淡蒼球) の神経細胞が脱落し, 神経細胞およびグリア細胞内に異常リン酸化タウが蓄積するという異常構造が起こることが関係すると考えられている.

　d) 治療およびケア

　無動・固縮, ジストニア, ミオクローヌスへの対症療法が主となる. 無動・固縮やジストニアなどのパーキンソニズムに対しては抗パーキンソン病薬が用いられ, ある程度の効果を認めることがあるが, 進行とともに効果を失う. ミオクローヌスに対してはクロナゼパムが有効であるが, ふらつきなどの副作用のため長期服用が困難である.

　パーキンソン病や進行性核上性麻痺に準じた対応が有効で, 関節可動域訓練や廃用性筋力低下を予防するリハビリテーション, 転倒や誤嚥性肺炎等の二次的障害への予防的ケアを行う.

3) 脊髄小脳変性症[2]

　(1) 脊髄小脳変性症 (spinocerebellar degeneration ; SCD) とは

　歩行のふらつきや手の震えなど運動失調症状を来たす変性疾患であり, 原因が感染症, 中毒, 腫瘍, 栄養素の欠乏, 奇形, 血管障害, 自己免疫性疾患等によらない疾患の総称である.

　全国で約3万人を超えており, 約1/3が遺伝性脊髄小脳変性症, 約2/3が孤発性の多系統萎

縮症である.

①遺伝性脊髄小脳変性症（spinocerebellar atrophy；SCA）：遺伝様式により優性遺伝性と劣性遺伝性に分かれる．優性遺伝性は，症状が小脳症状に限局する「純粋小脳型」と，小脳以外の病変や症状（錐体外路症状，末梢神経障害，錐体路症状など）を合併する「非純粋小脳型」とに大別される．

②多系統萎縮症（multiple system atrophy；MSA）：初発症状として，線条体とくに被核の神経細胞の変性によりパーキンソニズムを示す線条体黒質変性症（striatonigral degeneration；SND），小脳性運動失調を示すオリーブ橋小脳萎縮症（olivopontocerebellar atrophy；OPCA），起立性低血圧を中心に排尿障害，発汗低下等の自律神経症状を示すシャイ・ドレーガー症候群（Shy-Drager syndrome；SDS）が含まれる．いずれも進行すると他の症状を併せ持つ．夜間の無呼吸症候群や喘息，声帯外転麻痺には注意が必要で，突然死や窒息の原因となる．

（2）疫学

遺伝性脊髄小脳変性症においては，それぞれ遺伝子別番号がついており，日本ではSCA3（Machado-Joseph disease；MJD），SCA6，SCA13および歯状核赤核淡蒼球ルイ体萎縮症（dentatorubral-pallidoluysian atrophy；DRPLA）が多い．小児においては，眼球運動失効と低アルブミン血症を伴う早発性運動失調症（early-onset ataxia with ocular motor apraxia and hypoalbuminemia/ataxia with oculomotor apraxia type 1；EAOH/AOA1）が多い．

多系統萎縮症の約30%が線条体黒質変性症，約10〜15%がシャイ・ドレーガー症候群とされている．30〜60歳代にみられ，男性のほうがやや多い傾向にある．

（3）病因

成人の遺伝性脊髄小脳変性症の大多数は原因遺伝子が判明している．小児は種類が多様であるが，多くの原因遺伝子が分かっている．遺伝子は異なっていても，それらに共通する異常や病気のメカニズムは明らかにされつつある．

（4）治療

薬物療法は，失調症状全般に甲状腺刺激ホルモン放出誘導体（セレジスト®）が使われる．また，遺伝子に共通した異常に応じて対症療法が行われる．パーキンソニズムに対しては，抗パーキンソン病薬が初期に有効であることが多く，積極的に用いられる．

小脳性運動失調に対しては，ADLに応じた個別のリハビリテーションが有効とされている．多系統萎縮症では，起立性低血圧などの自律神経障害や声帯外転麻痺による突然死への対応が必要となるため，これらの症状の早期発見と管理に注意を要する．

遺伝疾患は，療養者が疾患の遺伝子を受け継いでいることを受容し，次世代に引き継いでいる（引き継ぐかもしれない）ことを踏まえ，家族や職場との関わり，将来の選択を行う必要があり，療養者の思いと周囲との関係を支援することが重要となる.

【第 1 章Ⅶ. 文献】
1）小西かおる：主な難病疾患の療養者の特徴と支援のポイント．ナーシンググラフィカ　健康支援と社会保障②　公衆衛生，192-197，メディカ出版（2014）．
2）難病情報センター：ホームページ（http://www.nanbyou.or.jp/，2015.2.24）．
3）厚生労働省：障害者総合支援法が施行されました（http://www.mhlw.go.jp/stf/seisakunitsuite/bunya/hukushi_kaigo/shougaishahukushi/sougoushien/index.html，2015.2.24）．
4）厚生労働省：難病法（難病の患者に対する医療等に関する法律）（http://www.mhlw.go.jp/stf/seisakunitsuite/bunya/kenkou_iryou/kenkou/nanbyou/，2015.2.24）．
5）日本神経学会：筋萎縮性側索硬化症診療ガイドライン 2013（http://www.neurology-jp.org/guidelinem/als2013_index.html，2015.2.24）．
6）日本神経学会　パーキンソン病治療ガイドライン作成委員会：パーキンソン病治療ガイドライン 2011，医学書院（2011）．
7）厚生労働科学研究費補助金難治性疾患克服研究事業神経変性疾患に関する調査研究班：パーキンソン病と関連疾患の療養の手引き（http://plaza.umin.ac.jp/neuro/files/inside/tebiki/tebiki.pdf, 2015.2.24）．

（小西かおる）

# Ⅷ.　精神障害をもつ人への在宅ケア

　在宅ケアの場では，患者が身体疾患と併せて精神的な問題を抱えている場合，あるいは，同居家族が精神的な悩みや問題をもっているケースに出会うことがある．そのままにしてよいのか，どの程度なら治療が必要なのか，判断に迷うこともある．治療の必要性の判断には，まずは，本人が苦しんでいること，周囲の人々が困っていることを知る必要がある．妄想があっても，治療を続けながら在宅生活を送る人は多い．苦しみが大きかったり，周囲の人と何らかのトラブルに発展する可能性が高ければ，状態をアセスメントし治療につなげることも必要となる．本稿では，在宅ケアを受けている患者にみられる精神的な症状と，そのアセスメントの視点について述べる．

## 1．統合失調症・幻覚妄想状態の人への在宅ケア

　在宅生活で幻覚妄想状態が起こる疾患や状態には，統合失調症，妄想性障害，認知症，気分障害等がある．

### 1）統合失調症とは
　幻覚妄想状態となる疾患のうち，もっとも多く，かつ精神科医療の支援の中心となってきた

のが統合失調症である．100 人に 1 人が罹患するとされ，わが国では 79.5 万人が現在受診しているとされる[1]．幻覚妄想状態がいちじるしい場合には，入院等によって集中的な治療を行い，抗精神病薬の服薬開始と量の調整，また，住居や家族などの環境の調整を行い，急性状態が治まったのちは，地域での生活にもどり，在宅で暮らすためのリハビリテーションを行う．在宅では，内服治療・通院を継続すること，また安心できる環境づくりが重要となる．統合失調症の症状には，幻覚妄想を含む"陽性症状"，自閉，対人との関わりをもたなくなる"陰性症状"，そして"認知機能障害"がある．

統合失調症の妄想は，「電波が頭に送られてきている」「盗聴器で考えが抜き取られている」といった奇異な印象を与えるもの，自分が被害を受けている内容が多い．また幻覚では幻聴が多く，これも自身を悪くいう内容が多く，本人を苦しめる．幻聴がいちじるしい場合，周囲の者が聞こえないといっても本人は本当に聞こえているとしか思えない．ただし，症状が軽い場合，幻の声であることが分かり，現実的な考え方をすることもできる．一定程度は薬によって軽減することが可能である．

退院後は，実際の社会生活を送りながら支援者とともに，対人関係のもち方や生活の仕方を学んでいく．症状は治療で改善するが，社会機能が十分に改善せず，社会的機能低下が持続する患者がいるため，支援が必要となる[2]．

統合失調症は「ストレス脆弱性モデル」でも説明される．脆弱性をもった人が，限界を超えるストレスにさらされることで発症するというものである．慢性ストレスとしては，家族の強い批判的・陰性的感情の表出（expressed emotion；EE）が研究されており，EE が高い家族では，特別なライフイベントによる負荷がなくても，慢性的ストレスにより再燃率が上がることが分かっている[3,4]．このため，家族へのサポートも，統合失調症の支援には重要となる．治療や内服を中止することでも病状再燃のリスクが高まることが知られており，地域における治療継続支援が必要となる．また近年，初発の統合失調症の可能性がある者に早期に治療を開始することで，予後が改善することが知られており[5]，このような対象への思春期精神科外来が開設されている医療機関がある．

2）妄想性障害

「妄想」を主症状とするものに，妄想性障害がある．これは，単一の妄想や相互に関連した一連の妄想が通常は持続的に，ときには生涯にわたりみられることが特徴である．妄想内容は，日常的・個人的な事柄に関連した内容であり，生じる可能性が否定できないものである．一方で，統合失調症にみられる妄想は，「電波に操られている」など，奇異なものが多い．その他，妄想性障害では，統合失調症にみられる明らかな幻聴，被影響体験，感情鈍麻などの症状はみられず，妄想に関係しない場面での生活への問題は少ないとされる[6,7]．妄想に関連した生活のしづらさへの支援が必要となり，近隣住民や家族との関係調整，周囲への支援も必要となる．

### 3）認知症

BPSDにおいても妄想が活発となる（認知症については「第1章Ⅲ. 認知症と在宅ケア」を参照）. 診察での医師との面接で, 生活状況や精神症状・行動の異常, 経過を把握し, 簡易テスト, 身体診察, 神経心理検査, 画像検査を行い, 総合的に判断する.

認知症における妄想は, 統合失調症などの妄想と違い, 体系化することが少なく, 内容が変化しやすく, また短絡的であることが多い. 一方で, その対象が家族や介護者など身近な人であることが一般的であり, 介護者との関係悪化や, 介護負担感につながりやすい. アルツハイマー病で生じる妄想には, だれかが物を盗んでいる, ここは自分の家ではない, 配偶者や介護者を偽物だと思う, 見捨てられる, 不義（嫉妬妄想）などがある. 妄想は訂正できないものであるため, 否定せず, いっしょになくしたものを探すなどして安心感を与える関わりが必要となる[8].

### 4）気分障害による妄想

気分障害（うつ病, 躁うつ病など）でも独特の妄想が生じる. うつ状態のときは, "罪業妄想"（過去の些細なことを気にかけて自分は罪深い人間だと悩む）, "貧困妄想"（経済的に行き詰った, 財産をなくしたなどと思い悩む）, "心気妄想"（身体的病気はないが, なにか重大な病気にかかっていると思い込む）, の妄想がよくみられる. また, 躁状態のときにみられる妄想には, 自分の能力, 地位, 財産などを過大評価し,「自分は天才だ」「自分は大金持ちだ」などの "誇大妄想" がある[9].

### 5）アルコール使用によるもの

長期のアルコール摂取後の飲酒量の急激な減量や断酒で起こる退薬症状（離脱症候群）に, 幻視や幻聴などの一過性の幻覚がある. 小動物幻視や幻触もある. またこのほかにも, アルコール依存症の経過中によくある幻覚・妄想には, 嫉妬妄想, アルコール幻覚症がある. アルコール嫉妬妄想は, 配偶者が浮気をしているのではと疑い, 配偶者への暴力になる恐れがある. また, アルコール幻覚症は, 意識は清明な状態で生じる幻覚で, 被害的な内容の幻聴が主であり, 断酒後も数か月持続することがある. アルコールによる脳の器質的な精神病であると考えられている[10].

### 6）妄想のアセスメント

妄想（特に被害的内容の妄想）があっても語りたがらないことも多く, アセスメントのためには「最近なにか気になることはありませんか」「周囲の人が嫌がらせをすることはありませんか」など, 質問する方法がある. 妄想がある場合, どのように困っているのかを詳しく聞き,「そんなことはありませんよ」などと途中で止めず最後まで話を聞くと, 妄想の種類やその妄想のために生活にどのような支障が出ているのかを把握することができる[9]. 幻聴などの幻覚体験も同様である.

## 2. 自閉傾向がある人への在宅ケア

　自宅に引きこもっている状態の人のなかには，未治療で精神疾患を有する可能性がある人，あるいは精神科治療が中断したままの人が一定数いると考えられている．近年始められているアウトリーチ（訪問）支援は，このような対象へ，在宅へ出向いて支援を届ける仕組みであり，注目されている．一方で，統合失調症の慢性期状態で，人との一定の距離をおきながら，在宅で毎日の単純な生活を送ることを好む人も多い．そのような人は，支援者との関係性をゆっくりつくり，小さくも安心できる環境の下ですごすこととなる．状態が悪化するときには，外部からの物理的な刺激，または病状の変化によって，その安心感が脅かされている可能性がある．自閉傾向で積極的な活動をしない対象者にも，定期的な細々とした関わりを続けていくことが必要である．

## 3. うつ状態，躁状態の人への在宅ケア

　うつ病，躁状態とうつ状態を繰り返す躁うつ病（双極性障害）は，気分障害といわれる．発症要因として，うつ病は環境的側面が強く，躁うつ病は統合失調症のように，もともとの本人がもつ脆弱性に加え，ストレス要因が加わることによって発症し，向精神薬の内服を続けながら，うまく疾患とつき合っていくことが重要となる．

### 1）うつ病（うつ状態）
　日本で生涯にうつ病（大うつ病）にかかる人は14.0%[11]との調査結果があり，決して珍しい疾患ではない．気がめいる，憂うつ，もの悲しい，寂しいなどの抑うつ気分，不安，焦燥が加わることが多い．日内変動があり，早朝から朝方のほうが調子が悪く，午後にかけて改善していく．意欲・行動が抑制され，睡眠障害，食欲不振，体重減少，易疲労感，頭痛などの身体症状が出る．うつ病の三大妄想は，"罪業妄想"，"貧困妄想"，"心気妄想"である．うつ病を発症した本人はつらさは自覚するものの，治療へのきっかけをつかめず，身体疾患と思いすごしたり，受診が必要な状態であることを自覚できず，早期受診が遅れがちになる．うつ病患者の80%は精神科以外を受診し，その半数は適切な診断・医療を受けられていないともいわれている[12]．家庭や職場，友人など周囲の者が気づき，受診を促す必要がある．また，希死念慮がある場合はすぐに受診し，場合によっては入院という保護的な環境での治療が必要となる．ストレス源の排除と休養，内服治療等により，病状が回復してくると，睡眠と食欲が改善する．また，これまで楽しめていたことに再び興味が沸いたり，活動できるようになる．うつ病期の仮面様の表情のない顔貌が明るくなり，周囲とコミュニケーションがとれるようになってくる．回復期には焦燥感が高まることがあり，もっとも活気のない時期よりも自殺のリスクが高まる．元気になったと容易に判断せず，ゆっくりと回復できる環境を整える必要がある．

## 2）躁病（躁状態）

　感情，意欲，行動，意思，身体に障害が生じる．気分爽快で，自信に満ちあふれているが，ささいなことで怒る，多弁，休みなく行動するなど，疲れを感じず動き回る．無謀な投資などで社会的立場を失ったり，激昂で家族関係に亀裂を生じ，本人や周囲が困ったときなどに，治療の対象になる．躁病期には，自身が躁状態であり治療が必要であることに気づけないことがあり，家族や支援者によるモニタリングが重要となる．また，気分が安定した状態を継続させるには，地域においても向精神薬（気分安定薬）の継続内服が必要であり，特に躁状態で内服中断が起きないような支援が必要となる．

## 4．在宅で出会うその他の精神疾患

## 1）不安性障害[13]

　不安を中心とするさまざまな疾患で，神経症圏といわれる疾患のなかで中心的なものである．ある現象と嫌悪感が強烈に結びつき対象への恐怖が引き起こされ，その対象を回避したときの安堵感や，長時間手洗いをする等強迫行為を遂行した安堵感などが報酬刺激となって，不適切な行動が強化される．「パニック障害」は不安発作が予測せず起こるものであり，漠然とした不安感とは異なり，強い恐怖感，不安感があるときに突然起こり，突然終わる．この間，動悸，息苦しさ，めまい，胸痛などの身体症状がみられる．その他，不安障害と関連する神経症圏の疾患として，特定の恐怖症，社会恐怖，強迫性障害，全般性不安障害等がある．また，不安が身体症状として表れるものとして身体表現性障害がある．これは痛みや運動障害等があるのに，身体所見の異常が認められない．

## 2）パーソナリティ障害

　パーソナリティ障害は，個人の特性がその人の属する文化からいちじるしくかたよったパターンをもち，そのために自身または周囲の人が困難を感じる障害である．なかでも，「境界性パーソナリティ障害（borderline personality disorder：BPD）」を合併する者は，在宅ケアにおいて支援者を困惑させる．BPD は見捨てられ不安を抱えており，自身が傷つくのを恐れ，相手に捨てられる前に相手を切り捨てようとする行為に出る．また，相手がどれだけ自身を見捨てないか，リストカットなどのためし行為（行動化）をすることがある．そのようなとき支援者の感情は揺さぶられ，支援のあり方をめぐって支援チームが分裂しやすくなる．BPD とつき合うには，契約時にチームとしての限界設定をしておくこと，支援者間で支援方針を統一することが重要であり，支援者がひとりではまり込まないよう，他の精神疾患以上に綿密な連携が求められる．

## 5．精神科の治療

　現在わが国で行われる精神科の治療には，精神科薬物療法と心理社会的療法がある．薬物療法は，長く精神科治療の中心であったが，現在は心理社会的療法への期待も高まっている．

### 1）精神科薬物療法

　1950年代のクロルプロマジンの発見により，精神科疾患の薬物療法が発展した．それまでは精神病の治療法として電気けいれん療法やインスリンショック療法しかなく，幻覚・妄想状態の患者を眠らせず鎮静させる薬はなかった．1970年代からはハロペリドールなどの抗精神病薬が治療の中心になったが，錐体外路症状が生じやすく，副作用が大きな問題になっていた．1990年代にクロザピンが再評価され，非定型抗精神病薬が治療の中心となってきた[14]．非定型抗精神病薬では，錐体外路系の副作用（パーキンソニズムなど）は比較的軽いとされる．一方，代謝系の副作用である糖尿病，メタボリックシンドローム（高血圧，高血糖，脂質異常症，肥満），高プロラクチン血症が起こりやすいため，定期的な血液検査とモニタリングが必須となっている．地域生活をしている対象者では，食生活が糖分，油分の多いものとなりがちであることも指摘されている．非定型抗精神病薬の作用・副作用について，表1-8-1にまとめた．

　精神科薬物療法では，抗精神病薬，抗うつ薬，気分安定薬，精神刺激薬といった向精神薬のほかに，睡眠薬，抗パーキンソン薬，抗てんかん薬等も組み合わせ使用される．抗精神病薬は，幻覚・妄想などの精神病症状を改善するだけでなく，統合失調症の安定状態を維持し再発を予防，抗うつ薬は抗うつ作用だけでなく，反復性うつ病の再発を予防し，気分安定薬は躁状態を和らげ，双極性障害の再発を予防する．このように，薬物療法は，症状改善だけでなく，安定維持や再発予防にも有効であり[15]，在宅においては，症状が治まったのちも，主治医と相談しながら内服治療を続けることが重要となる（表1-8-2）．

### 2）心理社会的療法[16]

　心理社会的治療には，精神療法，認知行動療法，生活技能訓練，家族支援プログラムなどが含まれる．これらは，精神科薬物療法と併用し，精神科治療に用いられている．

#### （1）生活技能訓練

　日本では生活技能訓練（social skills training；SST）が普及し，デイケア等で取り入れられている．これは患者が地域生活で出会う可能性のある対人スキルを要する場面を練習する集団療法である．地域ケアの場で行うことで，生活に即した問題について解決法を考えることができる．

#### （2）家族支援プログラム

　家族支援プログラムは，家族自身がケアの負担から支援が必要な状態になっていることに加え，先に述べたようなEEの低減など，家族心理教育を行うことの患者への有効性も明らかになってきている．

表 1-8-1　非定型抗精神病薬の種類と作用・副作用

| 薬剤名（主な商品名），剤型 | 作用と特徴 | 主な副作用と注意点 |
|---|---|---|
| リスペリドン（リスパダール）細粒・錠・ザイディス錠[*1]・内用液・持続性注射剤 | ・抗幻覚・妄想作用や鎮静効果が顕著で効果発現時間が早い | ・錐体外路症状[*2]，高プロラクチン血症[*3]<br>・他の非定型抗精神病薬より体重増加や脂質代謝異常が少ない |
| オランザピン（ジプレキサ）錠・細粒・ザイディス錠 | ・適度な鎮静効果があり急性期治療で使える<br>・躁うつ病の躁状態にも効果がある | ・体重増加，高血糖，糖尿病，脂質異常症（代謝異常のリスクが他の非定型抗精神病薬より高い），糖尿病の患者の使用禁忌 |
| クエチアピン（セロクエル）錠・細粒 | ・鎮静作用，催眠作用<br>・1日2，3回の服用が必要<br>・錐体外路症状が少ない，高プロラクチン血症が少ない | ・起立性低血圧（めまいやふらつき），頻脈，過鎮静（嚥下状態に注意），糖尿病の患者の使用禁忌<br>・服用回数が多く規則的な服用の習慣づけが必要 |
| アリピプラゾール（エビリファイ）錠・細粒・内用液 | ・鎮静効果は弱めだが，陽性症状・陰性症状両方を改善<br>・プロラクチンが上昇しない，他の非定型抗精神病薬によるプロラクチン上昇を改善 | ・非定型抗精神病薬のなかでは体重増加や代謝異常といった副作用が少ない<br>・頭痛，不眠，嘔気，嘔吐，アカシジア，薬の切り替え時の症状悪化や焦燥感 |
| ペロスピロン（ルーラン）錠 | ・抗幻覚・妄想効果，抗不安・抑うつ効果，静穏化効果，催眠効果<br>・維持期での再発予防の役割が大きい | ・就寝前1回投与で開始すると日中の眠気や過鎮静が起こらず夜間の睡眠が安定<br>・眠気が出るため転倒注意 |
| ブロナンセリン（ロナセン）錠・散剤 | ・陽性症状，陰性症状，認知機能障害など幅広い精神症状を改善 | ・パーキンソン症候群，アカシジア，不眠，高プロラクチン血症<br>・1日2回服用，食事の有無で吸収率が変わるため食事を抜かずに内服 |
| クロザピン（クロザリル）錠 | ・他の薬で効果がない（治療抵抗性がある）統合失調症患者に効果がある（厳密な使用基準あり）<br>・副作用が重篤なため，基準を満たした医療機関でのみ処方され，厳密なモニタリングが必要 | ・好中球減少，無顆粒球症といった生命をおびやかす副作用のリスクがあり，バイタルサインと感染兆候の観察が必要<br>・糖尿病，けいれん発作，心筋炎/心筋症 |
| パリペリドン（インヴェガ）錠（徐放性製剤） | ・リスペリドンと同等の抗幻覚・妄想作用<br>・1日1回投与で安定，ゆっくり効果を発揮し血中濃度の変動が小さい | ・錐体外路症状や過鎮静が少ない<br>・腸管から吸収するため排便時間帯後の服用が望ましい |

*1　ザイディス錠；口腔内崩壊錠．水なしでも口のなかで溶けて吸収されるため，高齢者や嚥下機能が低下した人，すぐ水を用意できない場合にも使いやすい．

*2　錐体外路症状；人間の運動をつかさどる神経系には錐体路と錐体外路がある．そのうち，抗精神病薬の副作用として，錐体外路が障害されることがあり，各種の不随意運動が出現するが，これを錐体外路症状とよぶ．たとえば，パーキンソン症候群，アカシジア（じっとしていられない），ジストニア（体幹のねじれ，眼球上転，斜頸など），ジスキネジア（口をもぐもぐ，舌を突出させるなど）がある．

*3　高プロラクチン血症；血中のプロラクチン濃度が高まると，性機能障害が生じる．基準値より高いことを高プロラクチン血症とよぶ．無月経，無排卵，性欲低下，オルガズム障害，乳汁分泌，勃起障害，射精障害等が起こる．これらの症状は患者から相談しにくいため，プライバシーに配慮しながら症状をアセスメントすることが重要である．

〔萱間真美，稲田俊也，稲垣　中編：服薬支援とケアプランに活かす　非定型抗精神病薬 Q & A．52-159，医学書院，東京，2012 より作成〕

表 1-8-2　非定型抗精神病薬を服用する患者の観察ポイント

| 観察箇所 | 治療開始時 | 治療中 |
|---|---|---|
| バイタルサイン | 脈拍，血圧，体温 | 脈拍変化，血圧変化（血圧の上昇や不安定化，起立性低血圧），体温上昇 |
| 体重と身長 | 体重，身長，BMI | 体重増加 |
| 血液検査 | 完全血球算定，腎機能，肝機能，血糖値，コレステロール値，プロラクチン値 | 血糖値，コレステロール値，プロラクチン値 |
| 身体疾患の既往とリスク | 糖尿病の既往および家族歴，心疾患の既往，心電図 | ふらつき，めまい |
| 性機能異常 | | 月経の変化，乳汁分泌，射精障害，勃起不全 |
| 錐体外路性副作用 | | 小刻み歩行，動作緩慢，流涎，筋強剛，振戦，アカシジア，ジストニア，ジスキネジア |
| 抗コリン作用 | | 口渇，多飲，多尿，頻尿，便秘 |

〔萱間真美，宮本有紀，渡邉雅幸，ほか：精神疾患を有する人の地域生活を支えるエビデンスに基づいた看護ガイドラインの開発　平成20年度　総括研究報告書. 厚生労働科学研究費補助金地域医療基盤開発推進研究事業，2009による，一部改変〕

（3）ケアマネジメント

地域精神保健福祉を進めるうえで重要な援助の基盤として「ケアマネジメント」がある．これは，利用者の生活全般のニーズ査定（アセスメント），結果に基づく援助計画の策定（プランニング），ニーズに合致した援助サービスへの結びつけ（リンケージ，ケアコーディネーション），包括的・継続的にサービス提供を行う機能が備わったモデルを標準型ケアマネジメントという．ケアマネジメントを活用した地域精神保健システムの構築を目指した精神障害者ケアガイドラインが1998年に公表され，現在の障害者総合支援法の相談支援事業に結びついている．

（4）認知行動療法

認知行動療法が最近外来等で実施されている．これは，その人独自の物事のとらえ方（認知）の歪みを見つけ，それ以外にも認知の幅をもてるようにするための行動療法である．うつ病の治療において，長期的な効果が認められており，在宅ケアの場においても外来での認知行動療法の治療と連携することで，たとえば外来で出された「宿題」場面を，在宅ケアで実施できる．日本においてはうつ病の認知行動療法が始まったばかりであるが，欧米では統合失調症の在宅ケアで認知行動療法が盛んに用いられており，今後，わが国でも取り入れていくことが期待される．

【第1章Ⅷ. 文献】

1）厚生労働省：知ることからはじめよう　みんなのメンタルヘルス　総合サイト（http://www.mhlw.go.jp/kokoro/，2012.12.23）.

2）白石弘巳：第31章 障害論；障害概念と地域福祉システム．（日本統合失調症学会監，福田正人，糸川昌成，村井俊哉，ほか編）統合失調症，337，医学書院，東京（2013）.

3）糸川昌成：統合失調症とストレス．統合失調症・うつ病プロジェクト，東京都精神医学総合研究所（http://prit.igakuken.or.jp/Ja/PSchizo_Dep/TSchizo/medicament.html，2013.12.11）.

4）Leff J, Vaughn C：The interaction of life events and relatives' expressed emotion in schizophrenia and depressive neurosis. *British Journal of Psychiatry*, **136**：146-153（1980）.

5）辻野尚久，水野雅文：第64章　初回エピソード統合失調症.（日本統合失調症学会監，福田正人，糸川昌成，村井俊哉，ほか編）統合失調症，医学書院，東京（2013）.

6）柏田　勉：妄想性障害.（風祭　元監，南光進一郎，張　賢徳，ほか編）精神医学・心理学・精神看護学辞典，390，照林社，東京（2012）.

7）樋口英二郎：2. 妄想性障害，第Ⅳ章　精神疾患の基礎知識.（上島国利，神別府圭子，平島奈津子編）知っておきたい精神医学の基礎知識，126-130，誠信書房，東京（2007）.

8）山下功一，天野直二：B. BPSDとその対応；認知症の症候学.（日本認知症学会編）認知症テキストブック，70-80，中外医学社，東京（2010）.

9）渡辺雅幸：4 精神症状の把握.（上島国利，渡辺雅幸，榊　惠子編著）ナースの精神医学，改定3版，132，中外医学社，東京（2011）.

10）伊豫雅臣：第19章　精神作用物質使用に伴う精神および行動の障害.（野村総一郎，樋口輝彦，尾崎紀夫編）標準精神医学，第4版，422-437，医学書院，東京（2010）.

11）川上憲人：疫学研究.（日本社会精神医学会編）社会精神医学，123-136，医学書院，東京（2009）.

12）幸田るみ子，上島国利：疾患の理解；気分障害とは何か，第1章　気分障害.（坂田三允総編）精神看護エクスペールシリーズ⑦救急・急性期Ⅱ　気分障害・神経症性障害・PTSD・せん妄，2-12，中山書店，東京（2005）.

13）西園　文：疾患の理解；神経症とは何か，神経症圏の疾患とは何か，第2章 神経症性障害.（坂田三允総編集）精神看護エクスペールシリーズ⑦救急・急性期Ⅱ　気分障害・神経症性障害・PTSD・せん妄，56-63，中山書店，東京（2005）.

14）藤井康男：抗精神病薬とはどんな薬か.（萱間真美，稲田俊也，稲垣　中編）服薬支援とケアプランに活かす　非定型抗精神病薬Q & A，2-11，医学書院，東京（2012）.

15）大森哲郎：A 薬物療法の意義と役割，Ⅱ　薬物療法，第5章　精神科治療学.（野村総一郎，樋口輝彦，尾崎紀夫編）標準精神医学，第4版，125-126，医学書院，東京（2010）.

16）大島　巌：第51章 心理社会的治療・社会資源.（日本統合失調症学会監，福田正人，糸川昌成，村井俊哉，ほか編）統合失調症，547-551，医学書院，東京（2013）.

17）萱間真美，稲田俊也，稲垣　中編：服薬支援とケアプランに活かす　非定型抗精神病薬Q & A. 52-159，医学書院，東京（2012）.

18）萱間真美：精神疾患を有する人の地域生活を支えるエビデンスに基づいた看護ガイドラインの開発 平成20年度　総括研究報告書. 厚生労働科学研究費補助金地域医療基盤開発推進研究事業（2009）.

（角田　秋，萱間真美）

# IX. 在宅自己注射

　在宅自己注射は，1981年に診療報酬で制定され，在宅で利用者や家族などにより実施されている．近年，自己注射の対象薬物と対象疾患も増加し，注入器などの改良も図られている．在宅で実施されている自己注射でもっとも多いのが糖尿病に対するインスリン製剤であり，利用者や家族が自己注射を実施し在宅ケアを受けている現状を述べる．

表 1-9-1　診療報酬で認められている（一部）在
宅医療における医師の指導管理料

①在宅自己注射指導管理料
②在宅自己腹膜灌流指導管理料
③在宅酸素療法指導管理料
④在宅中心静脈栄養指導管理料
⑤在宅成分栄養経管栄養法指導管理料
⑥在宅自己導尿指導管理料
⑦在宅血液透析指導管理料
⑧在宅持続陽圧呼吸療法指導管理料
⑨在宅人工呼吸指導管理料
⑩在宅悪性腫瘍患者指導管理料
⑪在宅寝たきり患者処置指導管理料
⑫在宅自己疼痛管理指導管理料
⑬在宅肺高血圧症患者指導管理料
⑭在宅気管切開患者指導管理料

## 1. 在宅ケアにおける自己注射を取り巻く制度の変遷

　1981年の診療報酬改定で初めて「在宅自己注射指導管理料」が制定され，1984年には在宅腹膜灌流法，1985年には在宅酸素療法・在宅中心静脈法，1991年には在宅人工呼吸法の各指導管理料が保険上制定された．現在では，表1-9-1に示す14項目の医師の指導管理が認められている．

　2025年の医療提供体制の構築のため，在宅医療の充実が着実に進められている．「在宅自己注射」においても，自己注射を実施する注射器（薬物を含む）などの在宅医療技術の発達，在宅自己注射の対象薬物・対象疾患の増加など制度の積極的な見直し，薬剤メーカーなど在宅環境支援システムの整備，医療機関や診療所の医師・看護師など在宅医療的ケアの普及，医師や訪問看護師をはじめとする在宅支援チームにおける医療と介護の連携の実現により在宅ケアで拡大されている．

　在宅ケアで「在宅自己注射」を推進するためには，まずは在宅自己注射を実施する利用者や家族などへの正しい知識と技術の普及が必要である．在宅医療での支援も，医療関係者等の専門職への支援ではなく，在宅自己注射を実施する利用者や家族への支援が中心になる．「在宅自己注射」は「医療行為」であるが，「在宅自己注射」が必要な利用者や家族にとっては，日常的な生活を継続するために必要な行為になる．在宅医療では利用者や家族のQOLの向上が目標であり，頻繁な通院や入院をしなくても通常の社会生活を継続できる在宅自己注射の実施を行うか否かは，利用者自身が自己選択することになる．

　訪問看護サービスで，「在宅自己注射」を実施している利用者や家族への支援を提供している．どんな医療機器等であっても専門職でない利用者や家族が医療機器等を使用しながら生活することに不安はつきものである．その不安を軽減し，その人々らしい生活を実現するための支援を実践している．

表 1-9-2　在宅自己注射を実施するにあたっての留意事項

| 在宅自己注射を実施するに当たっての留意事項 |
| --- |

保医発第 0427002 号　平成 17 年 4 月 27 日

　　患者に対する注射は，医師等の有資格者が実施することが原則であるが，在宅自己注射を実施するにあたっては，以下の点に留意すること．
(1)　在宅自己注射に係る指導管理は，当該在宅自己注射指導管理料の算定の対象である注射薬の適応となる疾患の患者に対する診療を日常の診療において行っており，十分な経験を有する医師が行うこと．
(2)　在宅自己注射の導入前には，入院または週 2 回もしくは 3 回以上の外来，往診もしくは訪問診療により，医師による十分な教育期間をとり，十分な指導を行うこと．
(3)　かかりつけ医師と異なる医師が在宅自己注射に係る指導管理を行う場合には，緊急時の対応等について当該かかりつけ医師とも十分な連携を図ること．
(4)　在宅自己注射の実施に伴う廃棄物の適切な処理方法等についても，併せて指導を行うこと．

## 2．在宅ケアにおける在宅自己注射の対象と目的

### 1）在宅自己注射の対象

　在宅自己注射指導管理で認められている注射薬が，在宅生活を送るうえで必要とする人であり，表 1-9-2 の 2005 年 4 月 27 日に「在宅自己注射を実施するに当たっての留意事項」が厚生労働省より発出されている．

　利用者に対する注射は，医師等の有資格者が実施することが原則であるが，医師の指示，指導により，利用者自身や家族が行うことも可能である．在宅自己注射には健康保険等が適用され，主治医は，在宅自己注射指導管理料が算定される．その対象となる薬物は，「欠乏している生体物質の補充療法や，生体物質の追加による抗ホルモン作用・免疫機能の賦活化等が目的であり，注射で投与しなければならないもの，頻回の投与又は発作時に緊急の投与が必要なものであり，外来に通院して投与し続けることは困難と考えられるもの」とされている．対象薬物と対象疾患の例を表 1-9-3 に示す（具体的には，インスリン製剤，インターフェロン $\alpha$ 製剤，インターフェロン $\beta$ 製剤，性腺刺激ホルモン製剤等 20 種類を超える薬物がある．在宅でもっとも多く実施されているのはインスリン製剤である）．

### 2）在宅自己注射の目的

　利用者自身または家族が注射を行うことにより，入院や頻回の外来受診をすることなく，在宅で治療を続けることができ，利用者の日常生活の継続，社会生活の向上につながる．

### 3）在宅自己注射の方法

　在宅自己注射の方法は注射製剤により異なり，皮下注射，筋肉注射，静脈注射などの方法がある．

表 1-9-3　在宅自己注射指導管理料の対象薬物名および対象疾患の一部一覧

| 製剤名 | 商品名 | 手技 | 対象疾患 |
|---|---|---|---|
| インスリン製剤 | ノボラピッド<br>ヒューマロク<br>ランタス | 皮下注射 | 糖尿病 |
| 性腺刺激ホルモン製剤 | ゴナトロピン<br>ゴナールエフ | 筋肉注射<br>（皮下注射) | 造精機能不全による男子不妊症，下垂体男子性腺機能不全症，思春期遅発症，女性の不妊治療 |
| ヒト成長ホルモン剤<br>（ソマトロピン） | ジェノトロピン<br>ヒューマトロープ<br>ノルディトロピン<br>グロウジェクト<br>サイゼン | 皮下注射 | 成長ホルモン分泌不全症低身長症，低身長を伴ったターナー症候群，軟骨無形成症，プラダーウィリー症候群，慢性腎不全 |
| 血液凝固第Ⅶ因子製剤 | ノボセブン | 静脈注射 | 血友病 |
| 血液凝固第Ⅷ因子製剤 | アドベイト<br>コンファクト F<br>コージネイト FS<br>リコネイト | 静脈注射 | 血友病，フォン・ウィルブランド病 |
| 血液凝固第Ⅸ因子製剤 | ノバクト M | 静脈注射 | 血友病 |
| ソマトスタチンアナログ製剤 | サンドスタチン | 皮下注射 | 下垂体性巨人症 |
| ゴナドトロピン放出ホルモン誘導体 | ヒポクライン | 皮下注射 | 視床下部性性腺機能低下症，ゴナドトロピン単独欠損症 |
| グルカゴン製剤 | グルカゴン G・ノボ<br>グルカゴン「イトウ」 | 筋肉注射 | 低血糖 |
| ヒトソマトメジン C 製剤 | ソマゾン | 皮下注射 | インスリン受容体異常症，ラロン型小人症 |
| インターフェロン α 製剤 | オーアイエフ<br>スミフェロン | 皮下注射 | 白血病，腎がん |
| インターフェロン β 製剤 | アボネックス | 筋肉注射 | 多発性硬化症の再発予防 |
| アドレナリン注射液 | エピペン | 皮下注射 | アナフィラキシー症状 |
| アポモルヒネ塩酸塩製剤 | アポカイン | 皮下注射 | パーキンソン病 |
| プロスタグランジン I$_2$製剤 | フローラン | 静脈注射 | 原発性肺高血圧症 |
| エタネルセプト | エンブレル | 皮下注射 | 関節リウマチ |

## 3．在宅自己注射の実際

### 1）インスリン療法

　インスリン療法は，絶対的適応である 1 型糖尿病と 2 型糖尿病の場合は，食事療法，運動療法および経口血糖降下薬によっても血糖がコントロールできない場合などに適応がある．インスリン療法を導入後にインスリン療法から離脱できることが近年数多く報告されている．2 型糖尿病では，糖尿病罹病期間が短くなおかつインスリン産生・分泌する膵臓の β 細胞の機能低下に陥る以前の比較的早い段階でインスリン療法を開始するほうが離脱できる可能性が高い．インスリン療法を行う利用者は，継続的な血糖コントロールが必要であり，インスリン療法導入時に，医療機関へ入院し教育を受ける場合もある．インスリン療法を継続しながら生活を送るためには，医療機関の主治医や外来看護師，訪問看護師などの継続的な支援が必要である．

（1）目的

血糖値の正常化を図り糖尿病の進行の防止と，糖尿病合併症の予防である．血糖値のコントロールを行うことにより健康人と変わらない QOL の維持を可能とする．

（2）インスリン製剤

インスリン製剤の種類は，その作用時間などから基礎分泌補充に使われる中間型・持効型溶解と追加補充に使われる速効型・超速効型，これらの混合製剤と超速効型とその NPH 製剤を混合した2相性インスリンアナログ製剤の6種類に大別される．

インスリン製剤は，図1-9-1[1]に示すプレフィルド製剤（インスリン薬液と注射器が一体化したもの）と，カートリッジ製剤（専用カートリッジと専用注入器を組み合わせる），バイアル（インスリン専用注射器を使用）がある．現在，インスリン自己注射では，プレフィルドタイプやカートリッジ交換タイプといったペン型のインスリン注入器が用いられることがほとんどである．

（3）インスリン自己注射の実際

インスリン自己注射の注射部位は，上腕部，腹部（臍の周囲は避ける），臀部，大腿部である．各部位でのインスリンの吸収速度は，腹部・上腕部・臀部・大腿部の順に速い．注射部位を変えることで血糖コントロールが不良となる場合があるため，注射部位を定めて実施する．

注射部位を選択する際には，一般的に皮下から皮下組織までの厚さは 1.5〜4.0 mm である．皮下注射部位をつまみ上げて，対象者の皮下組織の厚さを確認する．皮膚をつまみ上げた皮膚の厚さ（皮膚をはさんでいる指と指の幅）が 1 cm 以上の部位を選択する．針刺入の角度は 90 度とし，つまみ上げた指が 1 cm であれば 5 mm の深さ，1 cm 以上であれば 6 mm 程度の深さにすることで確実な皮下注射が行える．

ここでは小型で持ち運びやすいだけでなく，正確なインスリンの注入量を確保でき，操作方法も簡単であるプレフィルドタイプの注射器について述べる．

必要物品は，インスリン製剤（インスリン製剤に合った専用カートリッジ・専用注入器，専用シリンジなど），アルコール綿，医療廃棄物用の容器である．

①手洗いを行う．

②インスリンの混和：インスリン液をゆっくりと上下さかさまになるよう往復 10 回以上反転させる（透明なインスリン製剤は混和する必要がない）．

③ゴム栓を消毒し，注射針を取りつける．

④ダイヤル表示を「2」に合わせ，空打ち（試し打ち）をする．

⑤ダイヤル表示を指示された単位数に合わせ，皮膚をつまみ，針は皮膚面とほぼ垂直になるように刺す．注入ボタンを押したまま 10 秒数え，ゆっくりと針を抜く．

⑥予め用意した使用済の針や血糖測定したセンサなどを空き瓶などに入れ，インスリン治療を担っている医療機関に持参し，医療機関が破棄する．

（場合によっては，インスリン自己注射の前に血糖自己測定を行う）

## インスリン製剤

〈プレフィルド製剤(3ml,300単位含有)〉●インスリン薬液と注入器が一体化した製剤です ●注射針はJIS A型専用注射針(別枠参照)をお使いください

| | | ノボノルディスク ファーマ株式会社 | 日本イーライリリー株式会社 | サノフィ株式会社 | ノボノルディスク ファーマ株式会社 |
|---|---|---|---|---|---|
| 超速攻型 | 食直前 | ノボラピッド®注 フレックスタッチ®<br>ノボラピッド®注 フレックスペン® | ヒューマログ®注 ミリオペン® | アピドラ®注 ソロスター® | ノボラピッド®注 イノレット® |
| 速攻型 | 食事30分前 | ノボリン®R注 フレックスペン® | ヒューマリン®R注 ミリオペン® | | |
| 混合型 | 食直前 | ノボラピッド®30ミックス注 フレックスペン®<br>ノボラピッド®50ミックス注 フレックスペン®<br>ノボラピッド®70ミックス注 フレックスペン® | ヒューマログ®ミックス25注 ミリオペン®<br>ヒューマログ®ミックス50注 ミリオペン® | | |
| | 食事30分前 | ノボリン®30R注 フレックスペン® | ヒューマリン®3/7注 ミリオペン® | | イノレット®30R注 |
| 中間型 | | ノボリン®N注 フレックスペン® | ヒューマログ®N注 ミリオペン®<br>ヒューマリン®N注 ミリオペン® | | |
| 持効型溶解 | | トレシーバ®注 フレックスタッチ®<br>レベミル®注 フレックスペン® | | ランタス®注 ソロスター® | レベミル®注 イノレット® |

〈カートリッジ製剤(3ml,300単位含有)〉●専用カートリッジと専用注入器の組み合わせが決まっています
●注射針はJIS A型専用注射針(別枠参照)をお使いください

| | | ノボノルディスク ファーマ株式会社 | 日本イーライリリー株式会社 | サノフィ株式会社 |
|---|---|---|---|---|
| 専用注入器 | | ノボペン®4<br>ノボペン エコー™<br>※ノボペン/300デミは在庫がなくなり次第販売終了 | ヒューマペン®ラグジュラ<br>ヒューマペン®ラグジュラHD | イタンゴ® |
| 超速攻型/速攻型 | 食直前 | ノボラピッド®注 ペンフィル® | ヒューマログ®注 カート | アピドラ®注 カート |
| | 食事30分前 | | ヒューマリン®R注 カート | |
| 混合型 | 食直前 | ノボラピッド®30ミックス注 ペンフィル® | ヒューマログ®ミックス25注 カート<br>ヒューマログ®ミックス50注 カート | |
| | 食事30分前 | | ヒューマリン®3/7注 カート | |
| 中間型 | | | ヒューマログ®N注 カート<br>ヒューマリン®N注 カート | |
| 持効型溶解 | | トレシーバ®注 ペンフィル®<br>レベミル®注 ペンフィル® | | ランタス®注 カート |

〈バイアル(10ml,1000単位含有)〉
●インスリンバイアル専用のシリンジ(注射器)が必要です

| | | ノボノルディスク ファーマ株式会社 | 日本イーライリリー株式会社 | サノフィ株式会社 |
|---|---|---|---|---|
| 超速攻型 | 食直前 | ノボラピッド®注 100単位/ml | ヒューマログ®注 100単位/ml | アピドラ®注 100単位/ml |
| 速攻型 | 食事30分前 | ノボリン®R注 100単位/ml | ヒューマリン®R注 100単位/ml | |
| 混合型 | 食事30分前 | | ヒューマリン®3/7注 100単位/ml | |
| 中間型 | | | ヒューマリン®N注 100単位/ml | |
| 持効型溶解 | | | | ランタス®注 100単位/ml |

| JIS A型専用注射針<br>(プレフィルド製剤,<br>カートリッジ製剤専用) | ペンニードル®<br>BD マイクロファインプラス™<br>ナノパス® |
|---|---|

■ 医師の指示に従ってください。　■ 販売終了製品については記載しておりません.該当する製剤がない場合には医師等に相談してください.

| インスリン製剤に関する各社問い合わせ先 | | | | |
|---|---|---|---|---|
| ノボノルディスクファーマ株式会社 | 日本イーライリリー株式会社 | | サノフィ株式会社 | |
| ノボケア相談室(24時間365日)<br>0120-180-363<br>(月~金 9時~18時)<br>0120-359-516<br>(早朝・夜間及び土日・祝日・会社休業日) | 医療情報問合せ窓口Lilly Answers(リリーアンサーズ) | | オプチコール24 糖尿病関連疾患機器サポートダイアル | くすり相談室(医薬品関連) |
| | 医療関係者向け | 一般の方・患者様向け | 0120-49-7010<br>(24時間365日) | 0120-109-905<br>(平日 9:00-17:00) |
| | 0120-360-605<br>(月~金 8時45分~17時30分) | 0120-245-970<br>(月~土 8時45分~22時30分) | | |

本一覧は2014年6月作成のものであり, 今後インスリン製剤の発売状況により改訂あり.

〔日本糖尿病学会:インスリン製剤(http://www.jds.or.jp/modules/important/index.php?page=article&storyid=25, 2015.6.25)〕

図 1-9-1　インスリン製剤一覧

（4）インスリン自己注射の注意点

・インスリン製剤は凍結を避けた冷暗所で保管する．使用中のインスリンは室温保存とする．

・針を刺し5秒以上は針を抜かない（液漏れ防止）．針をすぐに抜くと正確なインスリン量が注入されないことがある．

・注射部位は，同一部位を繰り返すと皮下組織に硬結が生じる．毎回2〜3cmずらして注射する（インスリンリポジストロフィーの予防）．

・注射部位はもまない．インスリン注射直後に注射部位をもんだり，入浴や運動を行うことでインスリンの吸収速度が早くなり，血糖のコントロールに影響を与えることがある．

・針の刺入部から血液や浸出液を認めた場合，10秒以上抑える．

（5）低血糖時の対応方法

　低血糖の原因は，食事時間の乱れ，食事摂取量の不足，インスリン注射と食事時間の間隔，アルコールの多飲，運動量の過多，インスリン注射量の間違いなどが挙げられている．利用者と家族などと低血糖の原因をともに考えることにより，生活改善など適切な教育を行うことで予防できる．

　低血糖時の症状は，いちじるしい空腹感，動悸，手指のふるえ，冷汗，いらいら，脱力感などが出現する．低血糖をそのまま放置すると，けいれん，話し方の異常などの症状が現れ，昏睡状態となる場合がある．

　低血糖症状を疑う場合，血糖測定ができるときは血糖値を測定する．低血糖状況が不意に起こる場合もあるため，インスリン療法を実施している場合は，常にブドウ糖（砂糖よりもブドウ糖のほうが血糖が上昇する）を携帯し，低血糖時のために準備する必要がある．低血糖症状が出現した際には，ブドウ糖を約20gとり，血糖自己測定器があれば10〜15分後に血糖測定を行い，血糖値が80mg/$dl$になるまでブドウ糖の摂取を繰り返す．糖尿病の既往歴が長く，糖尿病性自律神経障害を伴う人は，低血糖症状に気づかずに昏睡状態になる場合があるため十分注意する．その他インスリン注射の副作用では，インスリンアレルギーやインスリンリポジストロフィーがある．

（6）自己管理の方法

　インスリン投与量の調整のために血糖自己測定（self monitoring blood glucose）を行う場合がある．血糖値は，常に変動しており，血糖値が高いときにはなぜ血糖値が高くなったのか，そのときの食事や運動などの生活状態を見直す必要がある．利用者が自分の血糖値について高い・低い等の気づきを含め興味をもち，血糖のコントロールを自己管理できるよう支援する．

　血糖自己測定値を記録するだけでなく，食事内容・摂取カロリー，水分量，尿量，運動内容と量，体調の変化など自分自身が気づいたことも記録するとよい．外来受診時に主治医や看護師，訪問看護師などの支援者にみせ，じょうずに活用し自己管理ができるよう支援する．

（7）インスリン自己注射と支援体制

　在宅でインスリン療法を継続するためには，主治医と利用者や家族と，その利用者をサポートする訪問看護師，医療機関の栄養士，地域の薬局などの連携が重要である．利用者のサポー

ト体制は，インスリン療法の確実な投与だけでなく，生活環境や食事時間，利用者のおかれている状況を理解し，利用者の発達過程や心理的変化に寄り添う姿勢が大切である．利用者や家族の状況に合わせ，インスリン療法の実施状況の評価などを行う．利用者の状況により，低血糖やシックデイなどの対応を日ごろから主治医への連絡方法や夜間・休日を含めた緊急時の連絡体制を整え，利用者や家族が対応できるよう支援体制をつくる必要がある．

(8) 高齢者のインスリン自己注射

高齢者の場合，視力・握力の低下や手指の知覚低下，加齢による理解力・集中力の低下などを認め，①単位数がよくみえない，②空打ちしたときインスリンが出ているかが分からない，③インスリンの入れ替えなど複雑な操作ができない，④注射手技が不安定（自己判断で誤った方法に変更している例を認める），⑤皮下脂肪の減少や皮膚の弾力性の低下により皮下注射が不正確になる．

視力低下に対しては，眼鏡や虫眼鏡を使用する．補助器具として専用ルーペ（医師や薬剤師を通じて，販売している製薬メーカーに問い合わせれば無料で入手できる）や指示単位数の設定を行える補助器具など（医師や薬剤師を通じて販売メーカーに問い合わせれば配布される）がある．さらにみえにくい場合には，ワンノック式のペン型注射器を用いる．空打ちしたときにインスリンが出ているか解らない場合には，手の平で確認することができるなど，定期的に注射手技を確認する．

片麻痺の利用者の場合は，片手補助器具によりインスリン注入器のキャップを置くことができ，測定チップ・穿刺針・インスリンの注射針の装着と取り外しが片手で操作できる．また，握力低下の利用者用の滑り止め補助具など（医師や薬剤師を通じて販売メーカーに問い合わせれば配布される）がある．

利用者だけでなく，家族や介護者にもインスリン注射の手技の獲得などを検討する場合もある．利用者や家族の生活に適した方法で支援できるよう，考慮することが重要である．

(9) 小児のインスリン自己注射

小児の場合，学校で共同生活を送るため，保護者と主治医が学校側と協議し，糖尿病の理解を促す．学校内でインスリン注射や血糖測定が安心してできる場所を確保し，低血糖時など緊急時の対応方法を共有する．インスリン自己注射を実施している小児の特徴として，①学校生活や友人，ときには家族との関係によるストレス等を契機とする不登校，②血糖自己測定値の虚偽申告，③症状があっても言葉で十分に表現できない，④遊びや運動に夢中になり低血糖症状に気がつくのが遅れる等がある．小児の場合，成長発達に合わせ食事量やインスリン量を検討する必要があり，学校でのようすを含めた生活状況や食事内容の記録の活用と低血糖症状の認識など小児であっても当事者として認め支援を行うことが大切である．

(10) 旅行時の注意点

旅行では，普段の生活リズムと異なることが多いため，主治医へ相談し，緊急時に適切な対応が受けられるよう情報提供書などを作成してもらい持参するとよい．インスリン製剤は，車内などの高温環境には置かないよう留意する．交通機関や宿泊先にインスリン製剤の持ち込み

方法や糖尿病食の有無について事前に確認し，安心し楽しい旅行ができるよう準備する．

（11）災害時の対応方法

　水害や地震などの自然災害に備えた準備が必要になる．災害時では平時安定していた糖尿病のコントロールが乱れ生命を脅かすことになる場合もある．糖尿病などの医薬品は2週間分くらいのゆとりをもつとよいといわれている．経口血糖降下薬，インスリン注射関連器具一式，血糖自己測定器（血糖測定器の予備電池），低血糖対応としてのブドウ糖，お薬手帳や糖尿病連携手帳または自己管理ノートの携行によりインスリン療法の内容が明確になり，災害時に調剤や診察を受療しやすくする．また，不意の低血糖症状や不測の事態に備え，糖尿病患者であることを示すカード（インスリンの種類と量，医療機関名や主治医名などを記載したもの）を常備携帯することが推奨されている．

【第1章IX．文献】
1）日本糖尿病学会：インスリン製剤（http://www.jds.or.jp/modules/important/index.php?page=article&storyid=25, 2015.6.25）．


【第1章IX．参考文献】
清野　裕監訳，アメリカ糖尿病協会編：糖尿病セルフケアガイド．医歯薬出版，東京（2002）．
石崎政男編：医科診療報酬点数表・調剤報酬点数表（平成24年4月改正版）．中和印刷，東京（2012）．
門脇　孝，真田弘美：すべてがわかる最新糖尿病．照林社，東京（2011）．
厚生労働省中央社会保険医療協議会（2012）：保険医が投薬することができる注射薬（処方せんを交付することができる注射薬）及び在宅自己注射指導管理料の対象薬剤追加について（http://www.mhlw.go.jp/stf/shingi/2r9852000002agiu-att/2r9852000002au19.pdf, 2012.8.21）．
松岡健平，河盛隆造：糖尿病のマネージメント．医学書院，東京（2001）．
宮崎歌代子，鹿渡登史子：在宅療養指導とナーシング；退院から在宅まで．5，医歯薬出版，東京（2003）．
望月貴博，藤田敬之助：在宅自己注射法．（船戸正久，高田　哲編著）医療従事者と家族のための小児在宅医療支援マニュアル，改訂2版，76-85，メディカ出版，東京（2010）．
太田宏平監：多発性硬化症マネジメントハンドブック；アボネックス適正使用のために．第4版，バイオジェン・アイデック・ジャパン（http://www.avonex.jp/jikochusha/pdf/manage.pdf, 2012.8.21）．
高田早苗，川西千恵美：エビデンスに基づく注射の技術．中山書店，東京（2006）．

（髙砂裕子）

# X．薬物使用と在宅ケア

　高齢社会にあって，長期に治療を続ける患者層が増えてきた．先進国のなかでも特に入院期

間が長いわが国では医療提供の方法を見直すべく，医療制度の改革が推し進められ，入院期間が短縮されてきた．治療は入院期間だけでは終わらなくなった．そのため，在宅で治療を継続する患者群が増えてきている．そして，これらの在宅で治療を継続する患者群にはほとんどの場合，何らかの薬物が使用されている．医療施設から在宅へと薬物を使用する治療継続の場は広がりつつある．在宅ケアに関わる専門職は療養者が使用している薬物について関心をもち，治療継続を支えていく役割が期待されている．

## 1．在宅での薬物使用が増えてきた背景

### 1）処方薬の継続

　寝たきりの高齢者をつくらないためには，かなり以前より各方面で積極的な対策がとられてきた．健康診断による早期発見，食事・生活管理の啓もうは成果をもたらしている．このことに異論はないが，進展した薬物治療も寝たきり予防には貢献しているのである．このような薬物治療は病院への通院をとおして処方薬として提供され，患者の自己管理によって在宅で使用されている．すなわち在宅療養者は治療のために医療機関から薬物を使用することが求められているのである．

### 2）市販薬の流通拡大

　在宅での薬物使用はこのように医療機関と連携して使用される場合だけではない．本人や家族が一般消費者として，市販の薬物を購入して使用する場合もある．最近では医師の処方箋がなくても薬局で買える薬 OTC（over the counter drug；店頭販売薬）として，市販の薬物を簡単に入手し，使用することができる環境があり，医療機関で何時間も待って，処方薬を受け取るより手軽に使用できるということで利用者は増えている．このような薬物のなかには科学的に効果が確認されていない薬物や有害な作用が疑われる薬物も流布している．在宅療養者はさまざまな薬物選択の機会が増えてきている分，リスクにもさらされているのである．

### 3）在宅で薬物使用する患者群

　在宅療養者は脳血管疾患などの循環器疾患やその後遺症のために健康障害がある患者群，糖尿病に代表されるような慢性疾患の患者群，運動器疾患やアルツハイマー病，認知症など加齢による機能障害を伴う患者群等，そして若年の難病患者や小児患者など一様ではない．

　さらに在宅での薬物使用の患者群としては，がん患者もいる．治療法の発達でがん治療も在宅で行われるようになった．点滴注射による抗がん剤治療を通院しながら続ける一方，内服薬によって，がん治療を在宅で続けている療養者がいる．また残り少ない余命を家族と共に暮らしたいとして，点滴による疼痛緩和などの薬物治療を在宅で行いたいと希望する患者群もいる．このように管理のむずかしい薬物治療が選択されることを含め，薬物治療が患者自身または家族の管理の下，在宅で行われるケースが急増してきているのである．

## 2．在宅で多くみられる病態と主な処方薬

在宅で多くみられる病態と主な処方薬を表 1-10-1 に示した．

### 1）循環器系疾患，代謝系疾患，呼吸器系疾患と処方薬

在宅療養者の多くにみられる高血圧症では経口薬として，$\beta$ 遮断薬，カルシウム拮抗薬，アンジオテンシン変換酵素（angiotensin converting enzyme；ACE）阻害薬，アンジオテンシンⅡ受容体拮抗薬，利尿薬などがある．降圧という効果を期待しての内服薬処方であるが，それぞれの薬物の作用機序は違う．高脂血症にはスタチン製剤，コレステロール吸収阻害薬等がよく処方されている．糖尿病には経口の血糖降下薬のほかインスリンの自己注射薬も処方されている．また呼吸器疾患である慢性閉塞性肺疾患については $\beta_2$刺激薬や抗コリン薬等が処方されているほか，ステロイドの吸入薬も処方されていることがあり，処方を守った自己管理が求められる．

表 1-10-1　在宅で多くみられる病態と主な処方薬

| | 病態 | 主な処方薬 |
|---|---|---|
| 循環器系疾患 | 高血圧 | ＜経口薬＞利尿薬，$\beta$ 遮断薬，Ca 拮抗薬（ベジル酸アムロジピン等），アンジオテンシン変換酵素（ACE）阻害薬（塩酸イミダプリル等），アンジオテンシンⅡ受容体拮抗薬（オルメティク等） |
| | 狭心症 | ＜経口薬＞冠拡張薬（ニトログリセリン，ニコランジル）$\beta$ 遮断薬，抗血小板薬，スタチン製剤 |
| 代謝系疾患 | 糖尿病 | ＜経口薬＞血糖降下薬（オイグルコン，ダオニール等）<br>＜注射薬＞インスリン |
| | 脂質異常症 | ＜経口薬＞コレステロール吸収阻害薬，スタチン製剤 |
| 消化器系疾患 | 便秘 | ＜経口薬＞酸化マグネシウム，センナ，センノシド<br>＜座薬＞炭酸水素ナトリウム<br>＜浣腸薬＞50％グリセリン液 |
| 呼吸器系疾患 | 慢性閉塞性肺疾患 | ＜経口薬＞$\beta_2$刺激薬，抗コリン薬，テオフィリン製剤<br>＜吸入薬＞ステロイド製剤 |
| | 感冒 | ＜経口薬＞鎮痛解熱薬，抗ヒスタミン薬，アセトアミノフェン，漢方薬，トローチ |
| 皮膚疾患 | 皮膚瘙痒症 | ＜経口薬＞抗ヒスタミン薬，抗アレルギー薬，ナルフラフィン，プレガバリン<br>＜貼付薬＞ワセリン等保湿薬 |
| 運動系疾患 | 変形性関節症 | ＜経口薬＞非ステロイド系抗炎症薬<br>＜貼付薬＞非ステロイド系抗炎症薬 |
| 神経・精神系疾患 | 睡眠障害 | ＜経口薬＞ベンゾジアゼピン系睡眠薬（トリアゾラム，エチゾラム，ニトラゼム，ジアゼパム） |
| | アルツハイマー病 | ＜経口薬＞ドネペジル，ガランタミン，リバスチグミン，メマンチン |
| 腎・泌尿器系疾患 | 慢性腎臓病 | ＜経口薬＞アンジオテンシン変換酵素（ACE）阻害薬，ビタミン D 製剤 |
| | 尿路感染症 | ＜経口薬＞ニューキノロン系薬，新経口セフェム系薬 |

### 2）運動系疾患と処方薬

変形性関節症など運動系疾患で治療を続けている在宅療養者も多い．疾病分類の筋骨格系・結合組織の疾患は 2011 年度の入院外件数で 7,700 万件以上あり，高血圧性疾患につぐ多さである．変形性関節症は中高齢者の普通にみられる疾患（common disease）であり，手術療法以外では保存療法として薬物の内服や注射で疼痛管理を行う場合がある．在宅療養者には外用薬として貼付薬が処方されることが多いが内服もある．いずれも非ステロイド系抗炎症薬が使われることが多い．

### 3）睡眠障害と処方薬

在宅療養者でよくみかける病態として，睡眠障害がある．睡眠薬はよく処方されている内服薬である．睡眠薬の代表的なものとしてはベンゾジアゼピン系睡眠薬としてトリアゾラム，ジアゼパム，ニトラゼムなどがあり，商品名でいえばベンゾジアゼピン系睡眠薬だけでも多くの種類がある．基本的な作用はどれもほぼ同じであるが，作用時間が少しずつ違う．入眠困難が主症状の場合は作用時間の短いもの，中途覚醒や早朝覚醒には作用時間の長いものが処方されているはずである．ベンゾジアゼピン系睡眠薬はいずれも情動中枢の興奮を静める抗不安作用があり，催眠作用を発揮する．しかし，同時にふらつきや注意力の低下などが起こる．これらは頻度の高い副作用である．患者の病態に合わせた薬物が選択され，量や回数が個別に設定される．

### 4）長期に処方される薬物

循環系疾患や代謝系疾患，運動系疾患などの内服薬，外用薬等は比較的長期にわたって処方される薬物である．このように長期に使用する薬物は，療養者の体の機能が一部障害されたり，体の調整能力が衰えたりしたために起きてくる不調を改善するための薬物として高齢者に処方されていることが多い．高齢者の体の働きを補って，痛みなど苦痛な状態を緩和し，少しでも心身を健全な状態に維持しておくために処方されている．

### 5）一時的に処方される薬物

長期の処方薬以外に一時的に睡眠薬が処方されたり，感冒や便秘など一時的な症状を整えたりするために薬物が処方されることがある．これらの頓服薬物のうち，抗菌薬などは病院との情報交換が十分できない場合でも緊急的な薬物使用が必要になることがある．日ごろから療養者の危険な兆候を見逃さないような観察が求められる．

## 3．在宅療養者の薬物治療アドヒアランスの評価

### 1）在宅高齢者の薬物治療

定期往診をしている施設の報告では在宅療養者の 9 割以上は高齢者であるとしている．

一般的に高齢者とよばれる年齢になってくると，健康診断で血圧が高い，心臓に負担がかかってきていると指摘されることが多くなる．体の機能が一部障害されたり，体の調整能力が衰えたりしてくる．このように年齢とともに衰えてきた体の働きを補って，健全な状態に維持しておくために高齢者には薬を使うことが多くなってくる．薬とのじょうずなつき合いが欠かせなくなってきているのである．

薬で治療を続けている人のなかには「薬を飲んでいるのにちっとも病気がよくならない」，あるいは「いつまで薬を飲めば病気が治るのだろう」と思っている人がいる．たとえば，高血圧のような状態は体の慢性的な機能不全であって，それを放置しておくと脳血管障害や心臓疾患を引き起こしやすくなってくる．しかし，薬を飲んだからといって，顕著な効果を自覚できるものではない．薬による治療は多くの治療法の一部である．たとえば，糖尿病はあくまでもしっかりした食事療法と運動療法が基礎にある．そして，あらゆる治療法は自然治癒に向かうプロセスを中心に考えることが前提であり，これを無視したり，さからったりして治療が進むことはない．処方薬は体の機能が低下した部分の肩代わりや，機能が発揮されるような体の環境整備を行うために使用されている．自然治癒を促進し，自然治癒を妨げている要因をできるだけ取り除くために使用されているのである

## 2）在宅での薬物治療におけるアドヒアランス

疾患を予防するための処方薬は効果が目にみえないために長期間続くと療養者が不安感や不信感をもつことがある．不安や不信が続くと服薬アドヒアランスが低下してくる．薬物の効果は目にみえるような状態の改善だけで測れるものではなく，重大な疾患を防止するためにも薬は効力を発揮していることを療養者にも理解してもらう必要がある．

筆者が通院中の高齢者に行った調査では現在飲んでいる薬の副作用が気になっているとした療養者が31％いた．また服薬作業は面倒だとした回答も24％あり，副作用が気になり，服薬作業も面倒だということになれば服薬アドヒアランスは下がってくることだろう．しかも薬に疑問があったとき，医療者（医師，薬剤師，看護師）に必ず聞くとしたのは28％であった．

## 4．在宅での薬物治療におけるリスク管理

### 1）薬物代謝上のリスク

内服薬の場合，口から飲み込まれた薬は胃のなかに入り，ここで分解され，多くの場合，小腸で吸収される（吸収）．吸収された薬は血液とともに肝臓に入る（分布）．肝臓で薬という異物は体に合うように代謝され（代謝），血液中にもどって心臓をとおして全身に行き渡る（分布）．必要な部分で効果を発揮した薬は腎臓で濾過されて，尿とともに体外に排出される．便や汗からも排せつされる（排せつ）．高齢者が内服薬を使う場合気をつけなければならないといわれるのは，この薬の吸収，分布，代謝，排せつの過程で機能低下が起こっている可能性があるからである．高齢者は加齢とともに肝臓や腎臓の機能が低下する．そのため薬の循環がどこか

で，滞っていて，薬の作用が半減していく時間が長引いてしまう傾向がある．そうすると，体液や血液中で薬の比重が高くなり，予期しない副作用が現れたり，ときには中毒に陥いることもある．

### 2）薬物の副作用・相互作用のリスク

薬品同士の相互作用も見逃せない．比較的よく使用される変形性関節症薬の非ステロイド系抗炎症薬であるザルトプロフェンは，これもよく使用されるスルホニル尿素類の糖尿病薬と併用すると併用薬の作用を増強させ，低血糖になる．骨粗鬆症薬の活性型ビタミン D 剤であるアルファカルシドールとジギタリス製剤が併用されるとジギタリスの作用が増強される．同じく骨粗鬆症薬の L-アスパラギン酸カルシウムでも強心配糖体との併用は避けなければならない．このような副作用，相互作用を早期発見するためには療養者へのインタビューが欠かせないが，実際には副作用や相互作用のために現れる症状と疾患自体の症状として出ているものとの鑑別がむずかしい．たとえば転倒やふらつき，傾眠，下痢，パーキンソン様症状等が薬の副作用として出ることは多い．しかし，薬についての知識が足りないと病気や障害が進行したためであると誤認することがある．症状の悪化があるとして誤認されるとさらに薬が追加され，転倒やふらつきはさらに悪化し，骨折など二次的な障害を招くことさえある．使用されている薬物への知識が足りないと高齢者の負担をさらに増すことになりかねない．

### 3）市販薬物を使用するリスク

患者や家族が自分で購入して使用する薬物，市販薬にも注意が必要である．胃腸薬やかぜ薬は薬局で手軽に買って使うことがある．胃潰瘍治療薬の「ガスター®錠」（ファモチジン）など作用の強い薬もいまは薬局で買える．しかしファモチジンはときにせん妄や錯乱，意識障害を起こすことがあり，用量や服用時間に注意が必要な薬品である．

総合感冒薬も手軽に利用しやすい．しかし，総合感冒薬はかぜによって引き起こされるさまざまな症状を緩和するためにいろいろな成分が配合されており，他の薬物との相互作用を起こしやすい．例を挙げると血糖降下薬（オイグルコン®・ダオニール®）はかぜ薬の解熱鎮痛成分（アスピリン）との相互作用で低血糖を起こす可能性がある．睡眠薬（フェノバルビタール）は作用が増強する．やむを得ず市販薬を購入する場合は，現在服用中の薬について必ず薬剤師に伝えるようにする．

また漢方薬についても同じ注意が必要となる．医師から処方される漢方薬もあるが，医師を通さず自分の判断で漢方薬を購入し利用している療養者は多い．筆者が在宅で服薬治療を続けている患者に訪問調査したところ，約30％が医師に内緒で漢方薬を使用していた．なかには，処方薬より自分で通信販売などを通して購入した漢方薬のほうに依存している療養者さえいた．漢方薬には副作用がないと思い込んでいる人も多いが，漢方薬にも副作用がある．相互作用が発生することで併用が禁忌となっている漢方薬もある．漢方薬の使用についてもアセスメントしておく必要がある．

### 4）栄養補助剤や食品への注意

　栄養補助剤や健康食品が手軽に入手できることから，それらとの相互作用にも注意を払う必要がある．栄養補助剤「クロレラ」は抗血栓薬（ワルファリン）と飲み合わせると薬の作用が阻害される．薬との相互作用の関連では，果物のグレープフルーツも降圧薬のカルシウム拮抗薬と合わせると血圧低下作用を増強するおそれがある．

　アルコールについては広範な薬物に影響を与えることがよく知られており，注意している人も多いが，その他の食品についても注意が必要なものがある．処方薬に添付される文書を療養者といっしょに読み，禁忌事項については十分に確認しておきたい．

## 5．在宅での薬物治療支援

　高齢の療養者には特に積極的な薬物治療支援のアセスメントが必要である．高齢者は基礎疾患のうえにさまざまな疾患を同時に併発していることが多く，使用している薬物の種類も多い．服薬の種類が10種類以上になる療養者も少なくないのである．

　なかには主治医を決めずに複数の医療機関からそれぞれに処方を受けている療養者もいる．

　処方薬局では，お薬手帳などを作成して薬物の管理を行おうと努力をしているが，高齢の療養者にはうまく利用されていない現状がある．筆者の調査では処方されている1日の服薬数は平均6.1個，多い人では23個であった．服薬数が多ければ薬の相互作用が起きやすい．また，副作用の発見も遅れがちとなる．

　在宅では服薬行動がうまくとれない療養者もいる．たとえば，認知症の高齢者は処方どおりの服薬がなかなかできない．服薬そのものを拒否する場合がある．認知症と診断されていない高齢者でも認知症の初期には，症状として服薬を拒否する行動が現れることがある．服薬の強要はかえって恐怖心をあおり，ケアを行う人そのものを警戒するようになる．このようなケースでは，その高齢者がいちばん信頼する人に服薬場面に立ち会ってもらう必要がある．

　また，服薬作業の面では，視力や聴力の低下で薬の説明や用法の注意書きがみえない，聞こえないために用法を間違えることがある．薬剤師に高齢者の視力，聴力の状態について情報を提供し，服用方法は大きな字で分かりやすく書いてもらう．そして高齢者の理解を助けながらいっしょに服用方法を確認しておく．

　薬の形状が高齢者の状態に負担にならないものであるかどうかの評価も大事である．薬を飲み込む力（嚥下機能）が年齢を重ねるにつれ低下してくるために，服用している薬の形状によってはのどに詰まらせる危険がある．また，顆粒剤は義歯と歯茎に詰まって痛むとして義歯着用の高齢者には好まれず，粉薬はむせて飲みにくいから嫌だという高齢者は多い．しかし，高齢者は薬物治療の継続に不便や負担を感じていても医療者に直接訴えてくることはそれほど多くない．実際に療養者の薬物使用の場面に立ち会って看護師の目で確認しておく必要がある．

　副作用や相互作用は薬物治療を受けている療養者には程度の差こそあれ，いつでも起こりうることを念頭におき，日常生活のなかで高齢者の心身の変化を見逃さないようモニタリングを

して正確な情報を収集しておかなければならない．そして，薬物治療上の問題を発見した場合は，医師，薬剤師と問題点を共有し，協働して問題解決を図ることが求められている．

【第1章X．参考文献】

Coleman CL, Limone B, Sobieraj DM, et al.：Dosing frequency and medication adherence in chronic disease. *Journal of managed care pharmacy*, **18**（7）：527-539（2012）.

Golan DE, Tashjian AH Jr, Armstrong ET, et al.：Principles of Pharmacology：The Pathophysiologic Basis of Drug Therapy. Lippincott Williams & Wilkins, Philadelphia, 2005（清野裕監訳：病態生理に基づく臨床薬理学．メディカル・サイエンス・インターナショナル，東京，2006）.

Geynisman DM, Wickersham KE：Adherence to targeted oral anticancer medications. *Discovery Medicine*, **15**（83）：231-241（2012）.

石崎高志，鎌滝哲也，望月眞弓，ほか：薬物療法学．第3版，199-253，南江堂，東京（2007）.

湯澤八江：通院患者の服薬アセスメント指標の作成と有用性に関する研究．お茶の水医学雑誌，**50**(3)：133-143（2002）.

湯澤八江：外来患者における処方薬の服薬行動と非処方製剤使用との関連．日本在宅ケア学会誌，**6**（3）：59-66（2003）.

湯澤八江：看護職に期待される服薬支援とは何か．看護学雑誌，**67**（5）：467-472（2003）.

在宅医療テキスト編集委員会：在宅医療テキスト．12，公益財団法人在宅医療助成 勇美記念財団，東京（2010）.

（湯澤八江）

# XI. 在宅で行う医療的ケアで使用する材料の入手と工夫

## 1. はじめに

　本稿の目的は，在宅における「医療ケア」と「医療的ケア」の違いを認識し，在宅で行われている「医療ケア」や「医療的ケア」で用いられる医療処置材料，およびその利用の工夫を理解することである．在宅では療養者やその家族，介護職や教育施設の関係者など，医療・看護的な知識に乏しい関係者が扱うことが多いので，よりていねいに処置に必要な器材の種類や入手手順，ケア後の材料管理など細やかなフォローが必要となる．また在宅では，医療保険制度により使用する物品などに制限もあり，在宅医療独自の制度を理解し，在宅療養者の生活支援という認識で経済的負担が過剰にならないような配慮が求められていることをポイントとした．

## 2．医療的ケアとは

　在宅で行われる「医療ケア」は，医師や看護職が医師法や保健師助産師看護師法上の「医療行為」を，日常的に反復継続する意思をもって業として行う行為を指している．一方，わが国の在宅医療におけるケアは，生活が継続できるよう支援する24時間体制の保健・医療制度やマンパワー体制となっていないため，夜間や頻回な医療行為を必要とする在宅療養児・者の場合，長い歴史的経過において，その本人や家族が医療ケアを担わざるを得ない実態が続き，在宅で家族が日常的に行ってきた医療行為を，「医療行為」と区別して「医療的ケア」として黙示してきた[1]．

　在宅で「医療的ケア」ができるのは医師・看護職・本人・家族のみであったが，医療ケアが必要な児童・生徒を通学でより精神的にも社会的成長を促したいとの考えから，2004年10月，厚生労働省と文部科学省は学校に看護師を配置し，看護師が常駐する「特別支援学級」において，教員が「たんの吸引・経管栄養注入・導尿補助」等の医療的ケアを行えるよう規則の緩和を図ってきた[2]．一方，在宅では，2003年6月在宅で療養している「ALS（amyotrophic lateral sclerosis；筋萎縮性側索硬化症）患者に対するたんの吸引行為」について，基本的には医師または看護職員が行うことを原則としつつも，3年後に見直しについて確認することを前提に，医師や看護師の関与や痰の吸引を行う者に対する訓練，患者の同意など一定の要件を満たしていれば，家族以外の者が実施することも当面やむを得ない生活支援行為（実質的違法性阻却）とした．同時に，医政局長通知（平成15年7月17日医政発第0717001号）を出し，介護職の介入がなされてきた．

　2012年4月には，在宅難病患者や在宅療養者にも医療職以外の介護福祉士等がその業務として「医療的ケア」に関われるよう，都道府県に「認定特定行為業務従事者認定証（経過措置・特定の者対象）」の交付申請をすること，介護職が所属する事業所が「登録特定行為事業者」として都道府県に登録し，医師・看護職員等の医療関係者との連携確保がなされた場合，「たんの吸引」と「経管栄養（特別支援学級・特別養護老人ホームのみ）」のケアを業務として実施できるよう通知が出され，2015年より「口腔内の喀痰吸引，鼻腔内の喀痰吸引，気管カニューレ内部の喀痰吸引」を在宅の患者・障害者の生活支援行為として実施できるよう，2012年4月1日より介護福祉士の教育カリキュラムが変更されている[3,4]．

　このため，在宅で扱う「医療的ケアで使用する材料」とは医療職および医療職以外の職種や本人・家族も活用する衛生材料や消毒薬等として整理した．

## 3．在宅の医療的ケアで使用する衛生材料とは

### 1）衛生材料とされる内容

　医療的ケアに伴う「衛生材料」とは，医療や介護など疾病や健康に関わる目的で製造，使用される主に使い捨て（ディスポーザブル）の材料であり，ガーゼ，脱脂綿，アルコール綿，綿

棒，包帯，マスク，手袋，絆創膏，サージカルテープ，エプロン，おむつなどを指す[5]．また，社団法人日本衛生材料工業連合会が衛生材料として製造販売している製品には，「清浄綿，ナプキン，タンポン，ウエットティッシュ，紙おしぼり，パッド類，ペーパーシーツ類，おしりふき，汚染予防シーツ，尿取パッド」等がさらに追加されている．衛生材料を薬事法上の「医療機器分類」[6]で分類すると，医薬品と医薬部外品，医療機器に整理される．

（1）医療機器に入る衛生材料

多くの救急絆創膏が医療機器に区分されている．パッド部分に薬物を含まない，患部保護の絆創膏．

（2）医薬品に入る衛生材料

医薬品，医薬部外品，医療機器の3つの種類に区分されている．

①医療および一般脱脂綿（脱脂綿，精製脱脂綿，滅菌脱脂綿，滅菌精製脱脂綿，綿棒，カット綿，テープ綿等）

②医療および一般ガーゼ（滅菌・非滅菌・Yカット・マスク等）

③滅菌済み手袋・非滅菌処置用手袋品

④創傷被覆・保護材料［ドレッシング材，防水テープ，抗菌・非抗菌保護材料，救急絆創膏；パッド部分に薬物を含んでいないもの，殺菌消毒薬（アクリノール，塩化ベンザルコニウム等）を含み殺菌消毒効果を有しているもの］

（3）医薬部外品に入る衛生材料

①医薬部外品の一般的衛生材料［清浄綿，ナプキン，絆創膏；パッド部分に殺菌消毒薬（アクリノール，塩化ベンザルコニウムなど）を含み殺菌消毒効果を有しているもの，タンポン，ウエットティッシュ，おしりふき，パッド類，ペーパーシーツ類，尿取パッド，紙おむつ等］

②薬用化粧品類（薬用石けん類，薬用歯みがき類等）

③浴用剤，その他

2014年度の診療報酬制度において「在宅療養指導管理」の対象となる「在宅医療処置」および「医療器材：医療機器・衛生材料」は，表1-11-1の内容である．これらの医療器材は，治療を担当する当該保険医療機関が提供することとなっている．なお，当該医療材料の費用は，別に診療報酬上の特別加算として評価されている場合を除き所定点数に含まれ，別に算定できないこととなっている[7]．

2）消毒薬

消毒薬は，訪問看護師等従事者自身の感染保護や予防のための手指・被服の消毒・殺菌，患者感染予防のための医療用具等の殺菌・消毒，手指消毒，処置に伴う消毒等として用いる消毒薬と，患者・家族の感染保護や予防，医療器材の消毒，療養生活環境の除菌・消毒などに用いる消毒薬の準備を図り，その効能により使い分ける（表1-11-2, 3）．

表 1-11-1 診療報酬制度で認められている在宅療養指導管理指導料および医療器材

**1. 在宅療養指導管理料対象の治療**

①在宅自己注射, ②在宅妊娠糖尿病患者（血糖自己測定）, ③在宅自己腹膜灌流, ④在宅血液透析, ⑤在宅酸素療法, ⑥在宅中心静脈栄養, ⑦在宅成分栄養経管栄養（経鼻・胃ろう・腸ろうによる栄養注入準備）, ⑧在宅小児経管栄養（15歳未満, 体重20kg未満）, ⑨在宅自己導尿（カテーテルの準備や体位保持）, ⑩在宅人工呼吸療法, ⑪在宅持続陽圧呼吸療法, ⑫在宅悪性腫瘍療法（鎮痛・化学療法）, ⑬在宅小児低血糖症（12歳以下の薬物療法, 経管栄養等対象児）, ⑭在宅寝たきり患者処置（軽い創傷のガーゼ交換, 創傷処置, 皮膚科軟膏処置, 留置カテーテル設置, 膀胱洗浄, 導尿, 鼻腔栄養, ストーマ処置：パウチ内の排せつ物を捨てる, 鼻腔・口腔・気管カニューレからの喀痰吸引, 介達牽引または消炎鎮痛等処置）, ⑮在宅自己疼痛管理, ⑯在宅振戦等刺激装置治療, ⑰在宅迷走神経電気刺激治療（てんかん治療）, ⑱在宅仙骨神経刺激療法, ⑲在宅肺高血圧症（製剤投与）, ⑳在宅気管切開, ㉑在宅難治性皮膚疾患処置, ㉒在宅植込型補助人工心臓（拍動流型）, ㉓在宅植込型補助人工心臓（非拍動流型）
※⑦⑧⑨⑭のゴシック項目は, 資格を有する教員, 介護福祉士等も扱う処置である.

**2. 在宅医療で使用されている医療機材等**

【医療器材】
①採尿・痰・血容器, ②血糖測定器, ③注入器（ペン型インスリン注射器, シリンジポンプ, 注射針（針つきでないとき）, ④イルリガートル, ⑤胃ろう・経管栄養チューブ, ⑥蓄尿バッグ, ⑦点滴用ルート（カテーテルチップ, 注射針・ポート針, 延長チューブ・三方括栓・キャップ・ポンプ・フィルター等）, ⑧酸素カニューレ, ⑨吸引カテーテル, ⑩気管カニューレ, ⑪膀胱留置カテーテル, ⑫導尿カテーテル, ⑬鑷子, ⑭ステート, ⑮SpO$_2$モニター, ⑯血圧計, ⑰吸入器, ⑱吸引器等
【医薬品】
①キシロカイン®ゼリー, ②消毒用エタノール, ③ポビドンヨード液, ④滅菌グリセリン, ⑤グルコン酸クロルヘキシジン, ⑥グリセリン浣腸液, ⑦オリーブ油, ⑧塩化ベンザルコニウム, ⑨白色ワセリン, ⑩生理食塩液, ⑪精製水, ⑫滅菌蒸留水等
【衛生材料】
①ガーゼ, ②脱脂綿, ③綿棒, ④綿球, ⑤滅菌手袋, ⑥絆創膏, ⑦油紙, ⑧リント布, ⑨包帯, ⑩テープ類, ⑪医療用粘着包帯, ⑫ドレッシング材, ⑬使い捨て手袋等

〔しろぼんねっと：在宅医療 平成26年度診療報酬点数表 第1款在宅療養指導管理料項目 C101～C116, および, 第2款在宅療養指導管理料加算項目 C150～C170 を基に作成（http://shirobon.net/26/, 2015.1.30）.
厚生労働省：参考資料 「在宅医療・在宅介護の推進」に関する論点（案）について（平成25年11月26日）〕

表 1-11-2 訪問看護ステーションにおける消毒薬の使用目的

＜医療処置・医療用具の消毒, 医療従事者等の感染対策＞

・IVH, 留置カテーテル, 導尿, 点滴, 注射, 採血, PEG, 在宅腹膜透析等処置時の創傷部位, カテーテル挿入部位の皮膚・粘膜消毒など
・訪問看護師など訪問前後における医療従事者の手洗い, 手指消毒, 事業所内感染対策
・訪問後の衣服・靴下・タオル・ガウン等の消毒・洗浄（不衛生な住宅・患者への訪問）
・口腔ケア, 浣腸, 摘便, 嘔吐, 褥瘡, 創処置等ケア実施前後の手洗い, 手指消毒
・感冒予防等感染予防うがい薬, 疥癬等感染症者の訪問入浴, 清拭時消毒薬
・ターミナルケアの湯灌・保清時消毒, その他

＜家族の実施に伴う感染対策＞

・在宅医療機材料継続使用時の除菌洗浄・消毒（吸入器, イルリガートル, 吸引のカテーテルの洗浄消毒等）
・家族が行う浣腸, 摘便, 嘔吐, 褥瘡, 創処置等ケア実施前後の手洗い, 手指消毒
・疥癬症患者の入浴時消毒薬・介護用品, リネン類の除菌
・風呂, トイレ, 室内清掃の除菌・消毒, その他

表 1-11-3　消毒対象物についての消毒薬の効力分類

| 消毒薬名（　）内は製品名 | 環境（浴室，浴槽，冷蔵庫，トイレ，ベッド介護用品，遊具等） | 器具（陶器，ガラス，プラスチック製品，カテーテル，医療用具に応じて使い分ける） | 手・皮膚 | 粘膜 |
|---|---|---|---|---|
| 強酸性水 | ○ | ○ | ○ | ○ |
| 次亜塩素酸ナトリウム（ミルトン等） | △ | ○ | △ | △ |
| 消毒用エタノール（アルコール，70％イソプロパノール） | △ | ○ | ○ | × |
| ウエルパス | × | × | ○ | × |
| イソプロパノール | △ | ○ | ○ | × |
| ポビドンヨード（イソジン，ネオヨジン） | × | × | ○ | ○ |
| 希ヨードチンキ | × | × | ○ | × |
| 塩化ベンザルコニウム（オスバン） | ○ | ○ | ○ | ○ |
| 塩化ベンザトニウム（ハイアミン，マキロン） | ○ | ○ | ○ | ○ |
| クロールヘキシジン（ヒビテン） | ○ | ○ | ○ | × |
| 両性界面活性剤（テゴー 51） | ○ | ○ | ○ | ○ |

○：有効，△：効果が得られないことがある，×：無効
現場で使用される消毒薬を整理した.

## 4．処方とメンテナンス，調達方法

　衛生材料等の調達方法については，平成 22 年 3 月 5 日保医発 0305「診療報酬の算定方法の一部改正に伴う実施上の留意事項について一部改正」や，「医科診療報酬点数表に関する事項」通則等で現場に周知がなされている.

　通知には「保険医療機関が在宅療養指導管理料を算定する場合には，当該指導管理が必要かつ適切であると医師が判断した患者について，患者又は患者の看護に当たる者に対して，当該医師が療養上必要な事項について適正な注意及び指導を行った上で，当該患者の医学管理を十分に行い，かつ，各在宅療養の方法，注意点，緊急時の措置に関する指導等を行い，併せて必要かつ十分な量の衛生材料又は保険医療材料を支給した場合に算定する」としている. また，「当該指導管理に要するアルコール等の消毒液，衛生材料（脱脂綿，ガーゼ，絆創膏等），酸素，注射器，注射針，翼状針，カテーテル，膀胱洗浄用注射器，クレンメ等は，当該保険医療機関が提供する. 在宅難治性皮膚疾患（重度の褥瘡等）処置指導管理料には，特定保険医療材料以外のガーゼ等の衛生材料は当該指導管理料に含まれる」としている. このことから，医療処置に伴う機器・材料の処方やメンテナンスは，疾病の症状に応じて医師が判断し，本人や家族が納得して使用できる材料を選択する責任をもっていることとなる. 診療に伴わない衛生材料や医薬部外品の衛生材料等は，本人や家族が直接調達することを支援する. 療養者宅への実際の供給手順は表 1-11-4 に整理し，今後の在宅医療に必要な衛生材料等の流れは図 1-11-1[8]に示した. 図 1-11-1 は在宅療養指導管理料算定者の衛生材料等の供給元で，医療材料の衛生材料であっても医療機関の供給不足が多く，訪問看護ステーションや患者負担が大きいのがわが国の実態である.

表 1-11-4　衛生材料の供給方法

1．医療機関（医師）が処方し，医療機関（医師）が渡す．
2．医療機関（医師）が処方し，医療機器・器材販売業者・薬局・訪問看護事業所が調達し自宅に届ける．
3．医療機関（医師）が処方し，家族などが薬局へ出向いて受け取る．
4．退院時の場合；入院中に医師が処方し，退院時に医師や病棟ナース，在宅連携室ナース，メディカルソーシャルワーカー，薬剤師などが調整し，患者宅に配送する．または，退院時患者・家族に渡す．
5．訪問看護事業所が医療機関（医師）から受け取り持参する等
6．保険衛生材料でない日常生活上必要な衛生材料は，販売事業者，薬局，訪問看護事業所，コンビニ，生活用品販売店等から本人（家族）が実費で調達する等

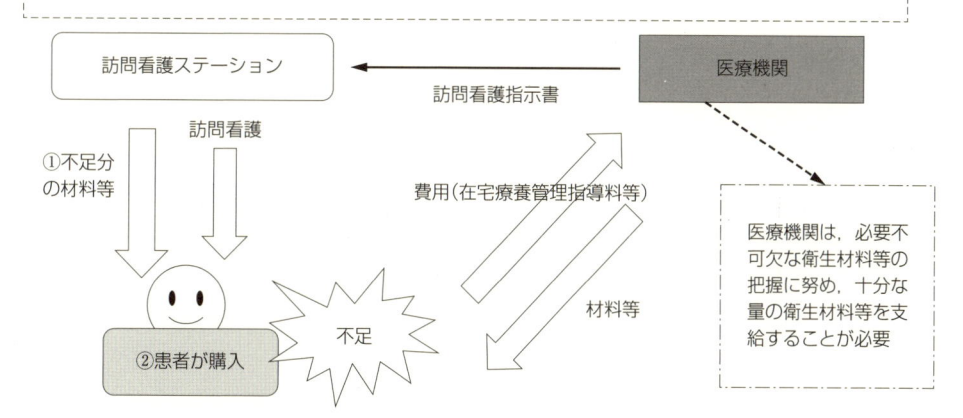

〔厚生労働省：参考資料「在宅医療・在宅介護の推進」に関する論点（案）について　平成 25 年 11 月 26 日〕
図 1-11-1　在宅医療に必要な衛生材料・医薬品の流れ（現状）

## 5．衛生材料利用の工夫

### 1）衛生材料供給の実態

　在宅で医療ケアに使う衛生材料等は，主に医療機関から提供されているものであるが，必要かつ十分に提供されていない実態がある．このため，利用者が負担している場合もある．表 1-11-5 に示すように，利用者が負担した衛生材料の量については，医療機関の必要量と必ずしも一致しないことがある[9]．

　衛生材料の種類は多様であり，在宅は多くの医療機関や医師から，多様な機材・薬物とともに衛生材料が選択され返ってくる場所でもある．衛生材料調達不足も目立つことなどから，処方元である医療機関や主治医，また調達先である医療機器・衛生材料販売事業者や薬局等との台帳作成（機関別機能の特徴，調達可能な器材料内容，単価一覧，配達エリア，緊急・夜間配

表 1-11-5　在宅療養者の衛生材料・医薬品・医療器材の供給割合（費用を負担しているところ）

| 材　料 | 使用有無 | | 供給元 | | | | | |
| | | | 医療機関 | | ステーション | | 利用者 | |
| | あり人数 | % | 件数 | % | 件数 | % | 件数 | % |
|---|---|---|---|---|---|---|---|---|
| 全　体 | 2,388 | 100.0 | | | | | | |
| ガーゼ | 1,511 | 63.3 | 504 | 33.4 | 263 | 17.4 | 953 | 63.1 |
| 脱脂綿 | 350 | 14.7 | 49 | 14.0 | 48 | 13.7 | 225 | 64.3 |
| アルコール綿 | 980 | 41.0 | 340 | 34.7 | 197 | 20.1 | 497 | 50.7 |
| 絆創膏 | 1,173 | 49.1 | 249 | 21.2 | 193 | 16.5 | 834 | 71.1 |
| 包帯 | 142 | 5.9 | 23 | 16.2 | 20 | 14.1 | 89 | 62.7 |
| 消毒薬 | 809 | 33.9 | 447 | 55.3 | 77 | 9.5 | 336 | 41.5 |
| 精製水 | 519 | 21.7 | 300 | 57.8 | 19 | 3.7 | 213 | 41.0 |
| 生理食塩水 | 397 | 16.6 | 326 | 82.1 | 24 | 6.0 | 78 | 19.6 |
| キシロカイン® ゼリー | 793 | 33.2 | 631 | 79.6 | 100 | 12.6 | 139 | 17.5 |
| オリーブ油 | 108 | 4.5 | 22 | 20.4 | 25 | 23.1 | 55 | 50.9 |
| ワセリン | 362 | 15.2 | 211 | 58.3 | 33 | 9.1 | 145 | 40.1 |
| 綿　球 | 240 | 10.1 | 128 | 53.3 | 68 | 28.3 | 65 | 27.1 |
| 滅菌綿棒 | 490 | 20.5 | 225 | 45.9 | 64 | 13.1 | 217 | 44.3 |
| 使い捨て手袋 | 1,758 | 73.6 | 144 | 8.2 | 609 | 34.6 | 1,257 | 71.5 |
| 滅菌手袋 | 201 | 8.4 | 121 | 60.2 | 29 | 14.4 | 53 | 26.4 |
| 経管栄養チューブ（経鼻経腸） | 499 | 20.9 | 371 | 74.3 | 24 | 4.8 | 138 | 27.7 |
| 吸引チューブ | 963 | 40.3 | 511 | 53.1 | 93 | 9.7 | 455 | 47.2 |
| ろう孔用チューブ（栄養注入目的のものを除く） | 75 | 3.1 | 55 | 73.3 | 5 | 6.7 | 10 | 13.3 |
| 人工鼻 | 273 | 11.4 | 214 | 78.4 | 5 | 1.8 | 68 | 24.9 |
| 注射器 | 1,048 | 43.9 | 782 | 74.6 | 106 | 10.1 | 280 | 26.7 |
| ドレッシング材 | 633 | 26.5 | 257 | 40.6 | 148 | 23.4 | 307 | 48.5 |
| 導尿用カテーテル | 309 | 12.9 | 232 | 75.1 | 27 | 8.7 | 78 | 25.2 |
| その他（　　　　　） | 451 | 18.9 | 163 | 36.1 | 90 | 0.2 | 234 | 0.5 |

〔福井小紀子：平成23年老年保健事業推進費等補助金（老年保健健康増進等事業分）訪問看護の基礎強化に関する調査研究事業：訪問看護事業所の基盤強化促進に関する実態調査報告書. 82, 全国訪問看護事業協会, 東京, 2012〕

達の可否，患者宅配達所要時間，備蓄量，受注時間等）による管理が必要となる．

　ケア上において衛生材料不足は必ず発生する．そのことは，事前に周知しておかないと本人や家族の不安や不信を招くことにつながるため，主治医や販売業者と密接に連携がとれるよう，訪問看護事業所内でも関与する職種も含めた多職種の参加を図り，訪問看護師はその確認が必要である．

## 2）衛生材料等利用の工夫

　衛生材料の種類とその選定は，利用者の患部面積や部位・傷や創の状態・症状，疾患に応じ

表 1-11-6　訪問看護事業所で卸売販売業者から今回新たに購入できる医薬品として通知されたもの
　　　　　　（従前より使用・保管は可能）

・消毒用エタノール・ポビドンヨード液・滅菌グリセリン・グルコン酸クロルヘキシジン・グリセリン浣腸
液・オリーブ油・塩化ベンザルコニウム・白色ワセリン・生理食塩液・精製水・滅菌蒸留水

表 1-11-7　訪問看護事業所で購入・保管できるものの例

【衛生材料】
・ガーゼ・脱脂綿・綿棒・綿球・滅菌手袋・絆創膏・油紙・リント布・包帯・テープ類・医療用粘着包帯・
ドレッシング材・使い捨て手袋
【医療機器等】
・採尿・痰・血容器・イルリガートル・胃ろう・経管栄養チューブ・注射器（ディスポ）・蓄尿バッグ・カ
テーテルチップ・注射針・ポート針・点滴用ルート・フィルター・酸素カニューレ・吸引カテーテル・気管
カニューレ・膀胱留置カテーテル・導尿カテーテル・延長チューブ・三方活栓・キャップ・ポンプ用ルート・
鑷子・ステート・$SpO_2$ モニター・血圧計・ペン型インスリン注射器・吸入器・吸引器・血糖測定器・人工呼
吸器/関連機材・在宅酸素療法機材・輸液ポンプ・経管栄養注入ポンプ・シリンジポンプ・PCA ポンプ
【医薬品】
・キシロカイン® ゼリー

た処置の内容に応じて，材料の素材・形態を考え医師が処方するが，サイズや量，種類，調達
期日等についてはケア機会の多い訪問看護師や介護職からの利用上の情報提供が欠かせない．
一方，日常生活の様態や要介護の状態に応じて（エンゼルケア，リハビリ用，リンパマッサー
ジ用，日常生活機能の状態等）医薬部外品の選定は，その機能に応じた選定を看護職や介護職
に求められる．

　訪問看護ステーションが保管してよい，医療器材，医薬品，衛生材料は表 1-11-1 に示した
が，介護事業所は医薬品の扱いは制限されているため，訪問看護師や医師との連携が使用上の
前提となる．

## 6.「訪問看護事業所が卸売販売業者から購入し，保管できる医薬品」に関する通知

平成 21 年 5 月 8 日付け薬食発第 0508003 号厚生労働省医薬食品局長通知
衛生材料等の整理
　　○「薬事法の一部を改正する法律の施行等について」（平成 21 年 5 月 8 日付け薬食発第 0508003
号厚生労働省医薬食品局長通知）が一部改正されたことに伴い，「訪問看護事業所が卸売販売業
者から購入し，保管できる医薬品」に関する通知があった（表 1-11-6）．
　　○　医師の指示に基づき個別の患者の処置等に使用する衛生材料等については，本来，医療
機関が提供するものだが，患者の状態によっては緊急に必要となる衛生材料等もあることか
ら，訪問看護事業所で購入・保管できるものについて整理した（表 1-11-7）．
　　○なお，おむつ代等，指定訪問看護の提供以外のサービスの提供に要する物品の費用につい
ては，実費相当額を利用料として徴収できるが，医師の指示に基づく指定訪問看護の提供に要

する衛生材料等については，患者への実費請求はできない．

【第1章XI．文献】

1) 篠﨑良勝：介護職の医行為とその背景（http://www.tokushukai.jp/media/vivo/img/vivo31 _ pdf/ p34_37，2015.1.30）．
2) 厚生労働省：在宅及び養護学校における日常的な医療の医学的・法律学的整理に関する研究（平成16年度厚生労働科学研究費補助事業），盲・聾・養護学校におけるたんの吸引等の取扱いについて（平成16年10月20日医政発第1020008号厚生労働省医政局長通知）．
3) 厚生労働省社会・援護局長通知：社会福祉士及び介護福祉士法施行規則の一部を改正する省令の施行について；介護福祉士養成施設における医療的ケアの教育及び実務者研修関係（平成23年10月28日）．
4) 厚生労働省社会・援護局長通知：社会福祉士及び介護福祉法の一部を改正する法の施行について；喀痰吸引等関係　説明資料1（平成23年11月11日，第1次改正平成24年7月2日，第2次改正平成25年3月12日社援発1111第1号）．
5) フリー百科事典ウィキペディア：衛生材料（http://ja.wikipedia.org/wiki/，2013.3.6）．
6) 日本ホームヘルス機器協会：平成22年度医療機器の販売・賃貸管理者，医療機器の修理業責任技術者継続研修テキスト．第2刷，55，日本ホームヘルス機器協会（2010）．
7) しろぼんねっと：在宅医療　平成26年度診療報酬点数表（http://shirobon.net/26/，2015.1.30）．
8) 厚生労働省：参考資料「在宅医療・在宅介護の推進」に関する論点（案）について（平成25年11月26日）．
9) 福井小紀子：平成23年老年保健事業推進費等補助金（老年保健健康増進等事業分）訪問看護の基礎強化に関する調査研究事業；訪問看護事業所の基盤強化促進に関する実態調査報告書．82，全国訪問看護事業協会，東京（2012）．


【第1章XI．参考文献】

朝日新聞：医療的ケア．キーワード（http://kotobank.jp/word，2008.1.24）．
フリー百科事典ウィキペディア：薬事法（http://ja.wikipedia.org/wiki/，2013.11.11）．
フリー百科事典ウィキペディア：在宅医療（http://ja.wikipedia.org/wiki/，2012.12.20）．
厚生省保健医療局結核感染課監，小林寛伊編：消毒と滅菌のガイドライン．尾家重治：付録；消毒方法；消毒・滅菌の概要．298-303，へるす出版（1999）．
松村　明監，池上秋彦，金田　弘，ほか：デジタル大辞泉．小学館（2012）．
尾家重治：消毒剤マニュアル；消毒剤の特徴・使用法・使用上の留意点．第五版，6-7，健栄製薬，大阪（2012）．
臼井宗一，大場君枝：洗浄，消毒薬における微生物の除菌効果に関する検討．岐阜女子大学紀要，41（2012）．

（内田恵美子）

# 第 2 章

## 取り組み主体からみた在宅ケア

# I.　医療機関からのアプローチ

## 1.　はじめに

　本稿では，今後地域包括ケアシステムにおいて求められる在宅医療機関（医療提供施設）の
役割と課題について述べる．在宅ケアの一分野である在宅医療の現状にふれ，これからの在宅
医療提供モデルと，その中心となる医療機関としての在宅療養支援診療所の課題について考察
する．

## 2.　在宅医療システム構築の必要性

　第二次世界大戦後のわが国の医療政策と制度の歴史を振り返ると，「病院」の急増がわが国の
戦後の慢性疾患の長期療養と看取りの場所として，その福祉的機能を果たしてきたといえる．
このことは欧州やアメリカでの病院の歴史との大きな違いである．そのことが入院期間が長く
病院死がきわめて多いという日本の特徴を招いてきた（医療経済学者による文献[1]，社会学者
による文献[2]を参照）．

　これからの少子高齢化社会を社会保障の維持という観点からみる限り，この慢性疾患および
虚弱高齢者の死を看取るまで「病院」という医療提供施設に収容する体制はすでに限界にきて
いるといってよいであろう．2025 年，年間 150 万人が死亡する時代に，病院を中核とするこれ
までの医療供給システムでは通用しないのである（公衆衛生学者による文献[3]，社会保障学者
による文献[4]を参照）．

　図 2-1-1 は人口動態統計に基づく日本人の死亡場所の推移を示したグラフである．

　第二次世界大戦後より，病院数の増加とともに病院での死亡が増加し，1977 年ごろには 50%
を超え，現在もその傾向は変わらず，80% 近くは病院で死亡している．欧米諸国と比較しても，
高齢者施設での死亡が極端に少ない．

　なぜ，このように死亡場所が病院にかたよっていったかの社会科学的検討は参考文献に譲る
として，臨床現場の視点から病院死の常態化の現状には 2 つの大きな問題があることを指摘し
たい．

　第一は，医療を受ける側 = 患者からの視点として，病院では死亡する前後に医療処置以外の
精神的ケアを含む十分なケアが受けられてきたか，の問題である．いわゆる緩和医療・ケアの
課題である．治療を優先する病院においてはシステムとして緩和ケアを提供するには限界が
あった．

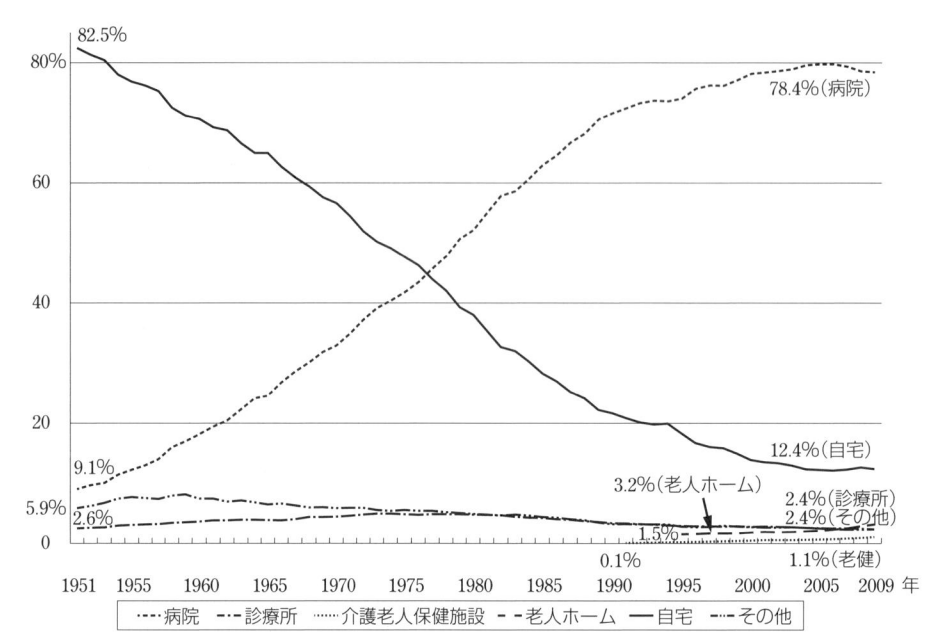

1994 年まで老人ホームでの死亡は，自宅に含まれている．
〔厚生労働省：人口動態統計〕
図 2-1-1　死亡場所の推移

　第二は，医療機関として治療する場所である病院が医療コストに見合うだけの十分な役割を果たしていたのか，という医療費効率の問題である．多病の高齢者が増加するなか，医療従事者を含む限られた医療資源としての病院の役割を見直す時期にきている．

　現在は，慢性疾患をもつ高齢者の療養と看取りの場所として，もう一度居宅が見直されてきている．

　21 世紀前半には後期高齢者人口がさらに増加すると推測されて，高齢者の長期療養と看取りを見据えた在宅医療・ケアモデルが求められている．

　そのような環境のなかで，図 2-1-2 は在宅医療に対する国民のニーズを調査した厚労省のデータと考察である．自宅で療養して，必要になれば医療機関等を利用したいと回答した者の割合を合わせると，60％以上の国民が「自宅で療養したい」と回答している．もちろん，すべてではないが多くの国民もまた在宅療養＝在宅医療の普及を望んでいることが分かる．

　また，要介護状態になっても，自宅や子供・親族の家での介護を希望する人が 4 割を超えている．病院での高度医療を受けられるアクセス環境を維持しながら，在宅でも医療を受けられる仕組みが国民からも求められていると考えてよいだろう．住み慣れた環境でできるだけ長く過ごせるよう，また望む人は自宅での看取りも選択肢になるよう，在宅医療を推進していく必要がある．そのひとつの答えが地域包括ケアシステムの推進である．

　いままで国はどのような在宅医療政策をとってきただろうか．図 2-1-3 は在宅医療政策の変遷をまとめた年表である．1980 年代から高齢者医療政策として，病院での医療から少しずつ，

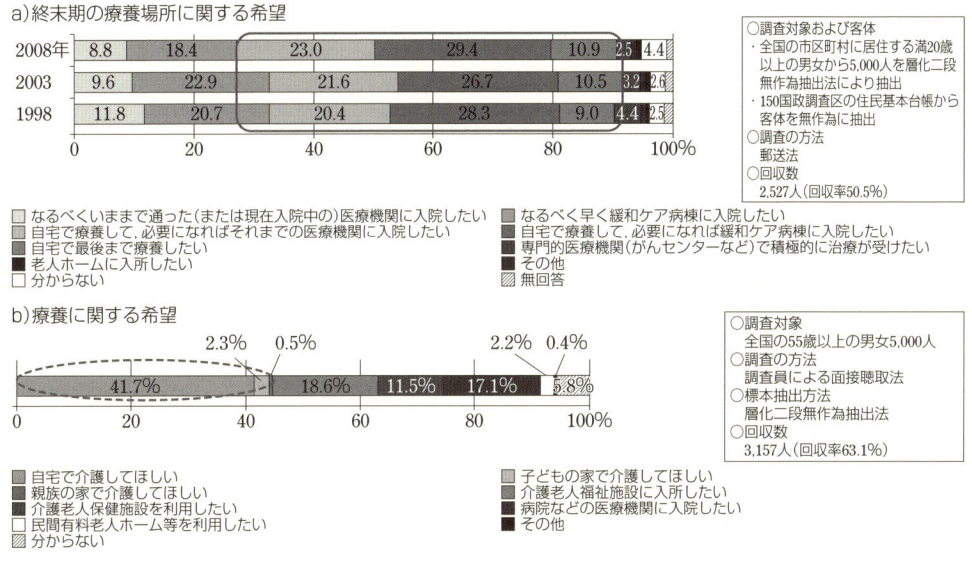

〔a) 終末期医療に関する調査（各年），b) 高齢者の健康に関する意識調査（2007 年度内閣府）〕

図 2-1-2 在宅医療に関する国民のニーズ

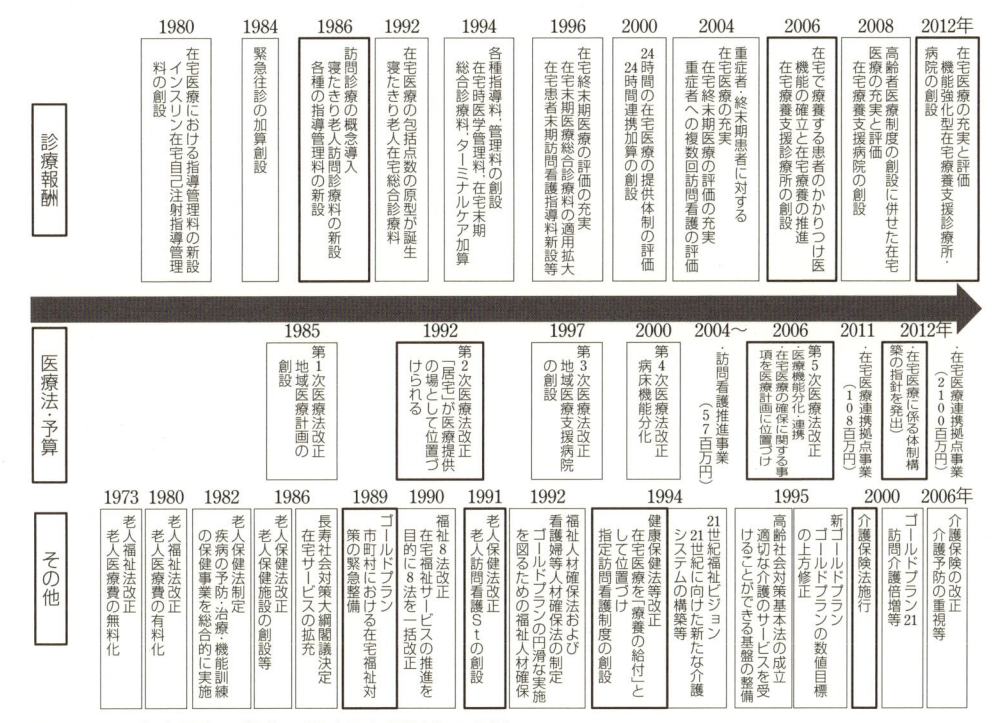

図 2-1-3 在宅医療の推進に関する各種制度の変遷

在宅医療への方向へ舵が切られていることが分かる．2000 年の介護保険制度施行以後はさらに在宅医療への政策的誘導が顕著である．

医療提供施設からみれば，在宅医療へのシフトがしやすい経済的環境に変化していることは

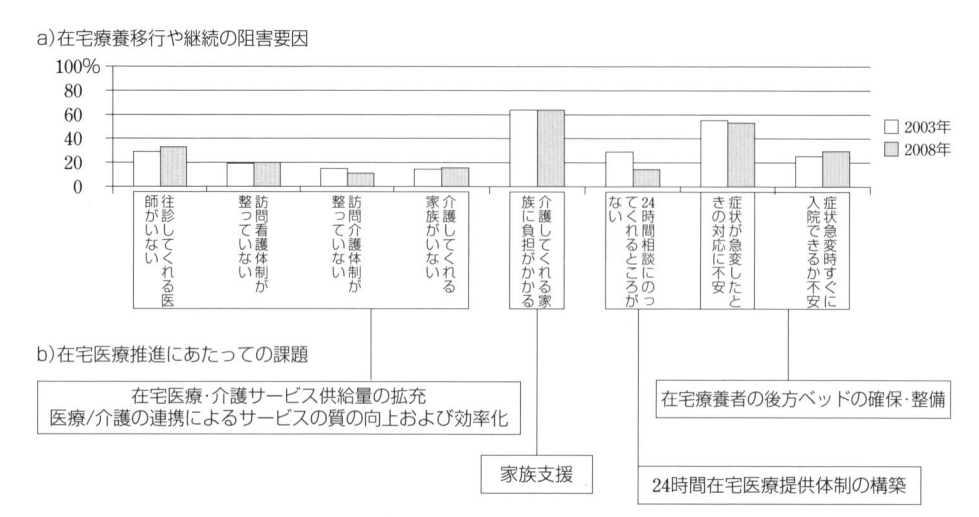

a) 在宅療養移行や継続の阻害要因

b) 在宅医療推進にあたっての課題

在宅医療・介護サービス供給量の拡充
医療/介護の連携によるサービスの質の向上および効率化

在宅療養者の後方ベッドの確保・整備

家族支援

24時間在宅医療提供体制の構築

〔終末期医療に関する調査（各年）〕

図 2-1-4　在宅医療推進にあたっての課題

確実である．一方，従来の病院の立場からみると，在宅医療時代への対応が求められてきているといえよう．

このように在宅医療のシステム構築に向けて，政策は進んでいるが，現在はどのような課題があるのか．図2-1-4は厚生労働省が毎年行っている終末期医療に関する調査のデータである．

在宅医療を必要とする者は2025年には29万人と推計され，約12万人増えることが見込まれている．急性期治療を終えた慢性期・回復期患者の受け皿として，終末期ケアも含む生活の質を重視した医療としての在宅医療のニーズが高まっている．

現在，在宅医療推進にあたって解決すべき課題は4つに絞られている．

①在宅医療・介護サービスの資源

②家族支援の仕組み

③24時間対応体制

④後方支援病院

在宅医療を提供する施設は，在宅医療への関与，24時間対応の要請，急性期の病院との連携を求められている．


## 3．これからの在宅医療提供の体制

図2-1-5は，政府が発表した2015年からの医療介護の提供イメージ図である．

「住み慣れた地域で，安心して暮らし続けられるように，地域包括ケアシステム構築を推進する．認知症施策や医療，介護の連携を推進し，介護サービスの効率化および重点化をはかりつつ，必要な介護サービスを確保する．医療・介護・予防・住まい・生活支援を一体的に提供する」と発表している．急性疾患対応は病院を中心に対応し，慢性期には地域包括ケアシステム

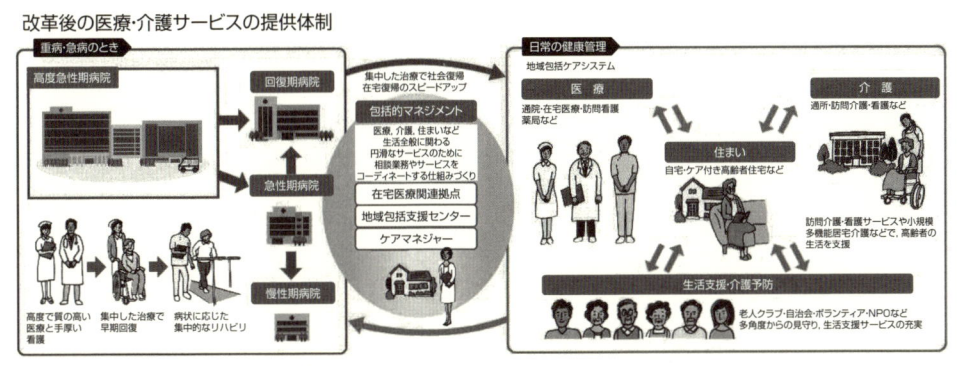

図 2-1-5　必要なときに，必要な医療・介護サービスを受けられる社会へ

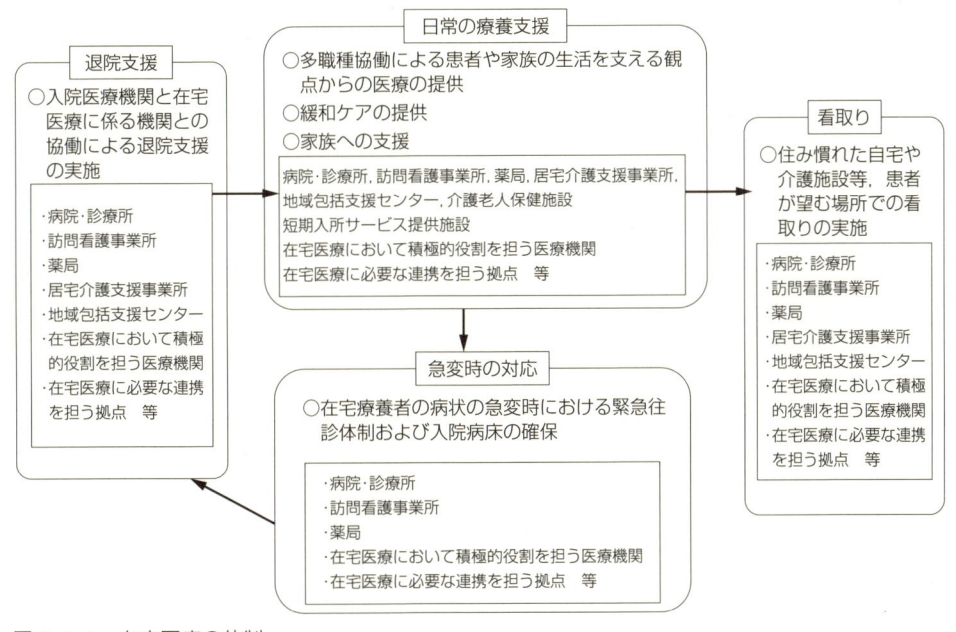

図 2-1-6　在宅医療の体制

で対応することが明確に打ち出されている．在宅医療は地域包括ケアシステムに含まれ，急性期対応する病院との密接な地域連携が求められている．

　図 2-1-6 はさらに具体的に，今後の在宅医療の提供体制を示している．現在の地域医療機関において，まだこの連携がとれている地域は少ないのが現状であるが，目標とする医療機関等の連携は今後このように進められていくであろう．

## 4．在宅療養支援診療所の現状と課題

　図 2-1-7 は，今後の地域包括ケアシステムにおいて在宅医療提供の中心を担うべきとされて

| 在宅療養支援診療所 | 在宅療養支援病院 |
|---|---|
| 地域において在宅医療を支える24時間の窓口として,他の病院,診療所等と連携を図りつつ,24時間往診,訪問看護等を提供する診療所<br>【主な施設基準】<br>①診療所<br>②24時間連絡を受ける体制を確保している<br>③24時間往診可能である<br>④24時間訪問看護が可能である<br>⑤緊急時に入院できる病床を確保している<br>⑥連携する保険医療機関,訪問看護ステーションに適切に患者の情報を提供している<br>⑦年に1回,看取りの数を報告している<br>注1:③④⑤の往診,訪問看護,緊急時の病床確保については,連携する保険医療機関や訪問看護ステーションにおける対応でも可 | 診療所のない地域において,在宅療養支援診療所と同様に,在宅医療の主たる担い手となっている病院<br>【主な施設基準】<br>①200床未満または4km以内に診療所がない病院<br>②24時間連絡を受ける体制を確保している<br>③24時間往診可能である<br>④24時間訪問看護が可能である<br>⑤緊急時に入院できる病床を確保している<br>⑥連携する保険医療機関,訪問看護ステーションに適切に患者の情報を提供している<br>⑦年に1回,看取りの数を報告している<br>注2:④の訪問看護については,連携する保険医療機関や訪問看護ステーションにおける対応でも可 |

| 機能を強化した在宅療養支援診療所・病院 |
|---|
| 複数の医師が在籍し,緊急往診と看取りの実績を有する医療機関(地域で複数の医療機関が連携して対応することも可能)が往診料や在宅における医学管理棟を行った場合に高い評価を行う.<br>【主な施設基準】<br>①在宅医療を担当する常勤の医師が3人以上配置<br>②過去1年間の緊急の往診の実績を10件以上有する<br>③過去1年間の在宅における看取りの実績を4件以上有している<br>注3:上記の要件(①～③)については,他の連携保険医療機関(診療所または200床未満の病院)との合計でも可 |

図 2-1-7　在宅療養支援診療所・病院の概要

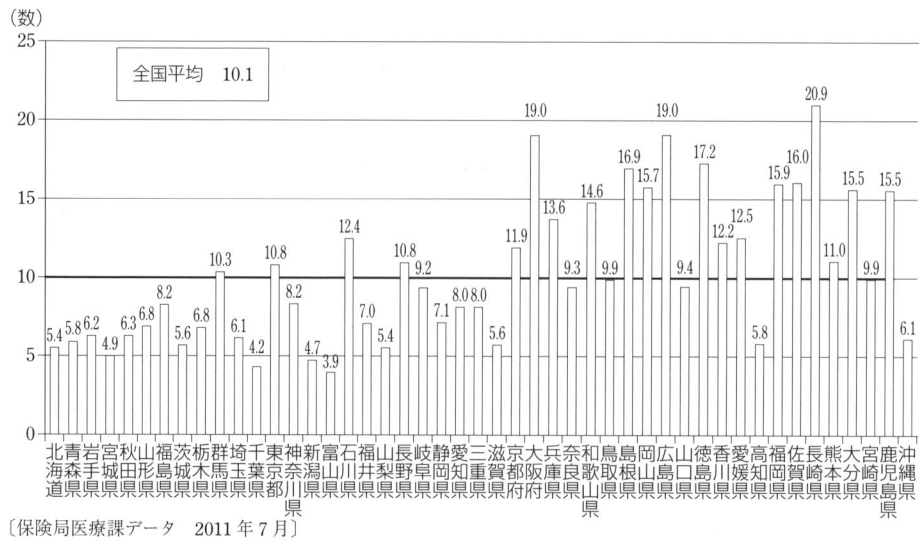

〔保険局医療課データ　2011 年 7 月〕

図 2-1-8　人口 10 万人あたりの都道府県別在宅療養支援診療所数

いる在宅療養支援診療所・病院の要件を示す.

　図 2-1-8 のように,都道府県により数にばらつきがあり,今後の普及増加が課題である.全国の多くの診療所はまだ外来診療が中心であるが,今後は 24 時間対応する在宅医療提供施設として,その役割が求められる.2011 年の在宅療養支援診療所等の統計では,6 か月間に緊急

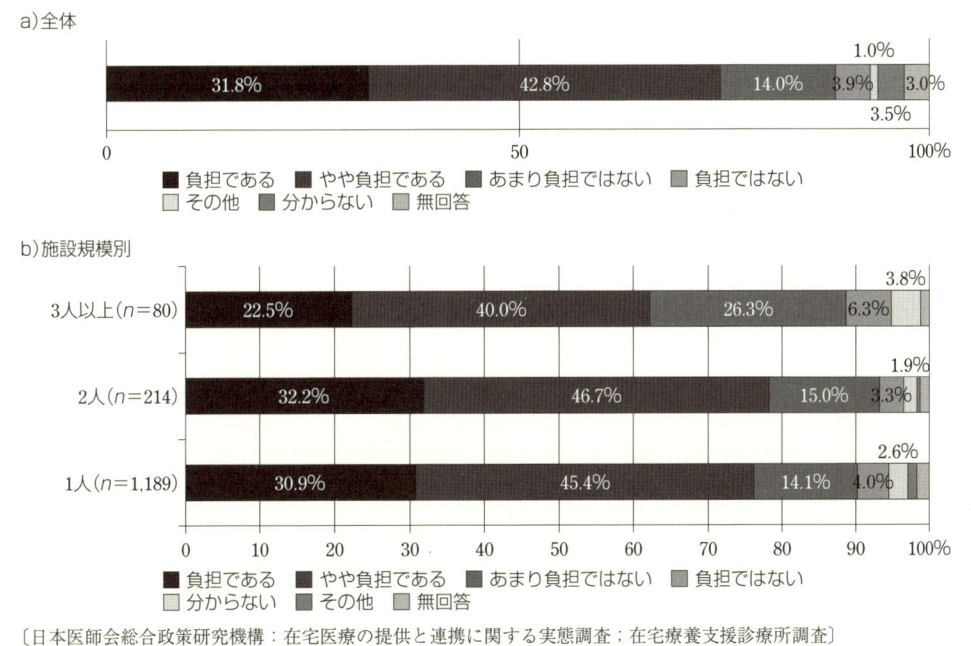

a) 全体

〔日本医師会総合政策研究機構：在宅医療の提供と連携に関する実態調査：在宅療養支援診療所調査〕
図 2-1-9　在宅療養支援診療所医師の 24 時間体制への負担

往診平均 4 件，看取り数平均 2 件であるが，緊急往診も看取り実績も施設によって格差があり，緊急往診・看取りに対する各医療機関の姿勢も標準化されてはいないようであり，今後の検討課題である．

　在宅療養支援診療所が大きな役割を果たすことが期待されるが，その医師の負担についても検討しておかなければならない．70％以上の在宅療養支援診療所の医師が 24 時間体制への負担を感じている．病院においては，24 時間医師の対応体制は必須であったため，人員の配置は可能であるが，診療所は歴史的に 24 時間対応を前提とした医療提供施設ではなかったため，現在在宅療養支援診療所では夜間対応の当直医師確保対応に苦慮している．しかし，3 人以上で 24 時間体制をとっている在宅療養支援診療所の医師は負担感が少ない（図 2-1-9）．

　今後，機能強化型として複数の診療所常勤医師が交代で対応することが望ましいが，周辺に在宅療養支援診療所がない場合等には，ひとりの常勤医師＝院長が対応しており，過重労働になっている場合もある．また，そのために在宅医療に参入する診療所も限られている．

　在宅療養支援診療所・在宅療養支援病院を増加させる政策がさらに望まれると同時に，今後の在宅医療システムの実践的総合的研究が増えることを期待したい．

【第2章 I. 文献】
1）福永　肇：日本病院史．ピラールプレス（2014）．
2）猪飼周平：病院の世紀の理論．有斐閣（2010）．
3）松田晋哉：医療のなにが問題なのか；超高齢社会日本の医療モデル．勁草書房（2013）．
4）島崎謙治：日本の医療；制度と政策．東京大学出版会（2011）．

【第2章Ⅰ. 参考文献】
西村周三, 国立社会保障・人口問題研究所：地域包括ケアシステム. 慶応義塾大学出版会（2013）.
厚生労働省：在宅医療・介護あんしん 2012（http://www.mhlw.go.jp/stf/seisakunitsuite/bunya/kenkou_iryou/iryou/zaitaku/, 2014.5.18）.
厚生労働省：在宅医療の最近の動向（http://www.mhlw.go.jp/seisakunitsuite/kenkou.../h24_0711, 2014.5.18）.
厚生労働省：在宅医療の推進について（http://www.mhlw.go.jp/stf/seisakunitsuite/bunya/kenkou_iryou/iryou/zaitaku/, 2014.5.18）.

（辻彼南雄）

# II. 訪問看護ステーションからのアプローチ

## 1. はじめに

　わが国で訪問看護ステーションが活動を始めたのは 1992 年からであるが, 看護職員約 150 万人の 85％は医療機関に就業し, 訪問看護ステーションにはわずか 3 万人（2％）のみという実態がある（2011 年）. 理由は, 看護師の病院志向と, 行政も看護業界も病院看護の充実を主流とし, 看護職員不足を病院問題として対応してきたためではないかと思われる. 2006 年に病院で 7:1 の看護体制が導入されたときに, 訪問看護ステーション数もそこの看護職員数もマイナスに転じたことがあった.

　2012 年から, わが国は 2025 年以降の超高齢社会を乗り切るために, 病院・施設ケアから在宅医療・介護へと大きく方向転換し, 地域包括ケアシステムの構築が始まった. 医療ニーズと介護ニーズを併せ持ち, やがて看取りを必要とする高齢者には, 医療と介護の両面から支援できる訪問看護が必要である. 訪問看護ステーションを増やしてニーズに応えることによりこれからの対応をしていかなければならない. 近年, ようやく増加傾向がみられるが訪問看護供給体制の拡充と質の向上は喫緊の課題である.

　本稿では, 在宅ケアにおける訪問看護ステーションのアプローチについて述べる.

## 2. 訪問看護制度の発展経緯

　1991 年の老人保健法等の一部改正によって老人訪問看護制度が創設され, 1992 年 4 月には訪問看護を専門に行う「老人訪問看護ステーション」が誕生した. 看護師や保健師が管理する老人訪問看護ステーションから住まいへ訪問して看護を提供するという看護の形態と新しい職

場が誕生した.

　1994 年には健康保険法等の一部改正により，老人医療対象者に限らず，在宅患者も訪問看護の対象とされ，「老人」をとって「訪問看護ステーション」となった.

　2000 年 4 月以降，医療保険とは別に介護保険制度において要介護者等への訪問看護を提供する「居宅サービス」のひとつとして訪問看護が位置づけられた. 2006 年の制度改正で新たに介護予防事業者の指定を受けて「介護予防訪問看護」を要支援者に提供し，「訪問看護」は要介護者に提供することとされた. 2008 年 4 月 1 日から始まった後期高齢者医療制度において，当該制度の対象者に訪問看護も給付されることになった.

　2012 年には，地域密着型サービスとして新たに定期巡回・随時対応型訪問介護看護と複合型サービスが新設され，訪問看護提供機関は，訪問看護ステーション，病院・診療所のほかにこの 2 つの地域密着型サービスが追加された.

## 3．訪問看護の目的

　訪問看護とは「対象者が在宅で主体性をもって健康の自己管理と必要な資源を自ら活用し，生活の質を高めることができるようになることを目指し，訪問看護従事者によって，健康を阻害する因子を日常生活の中から見出し，健康の保持，増進，回復を図り，あるいは疾病や障害による影響を最小限にとどめる. また，安らかな終末をすごすことができるように支援する. そのために，具体的な看護を提供し健康や療養生活の相談にも応じ，必要な資源の導入・調整を図る」と日本看護協会訪問看護検討委員会が 1990 年 11 月に定義をしている.

　この定義にみられる「主体性」「自己管理」「生活の質」「健康の保持・回復」「安らかな終末」「社会資源の調整」などは，訪問看護のキーワードである.

　日常生活のなかから健康上の課題を見いだして看護を実践し，さまざまな社会資源を調整する訪問看護の役割が，いま，介護保険制度では介護支援専門員の導入により，十分発揮できないジレンマに陥っている訪問看護師も多いと思われる. 介護支援専門員は大事な社会資源のひとつであり，連携を十分行って訪問看護の目的達成と成果につなげたいものである.

## 4．訪問看護の対象者

　対象者は乳幼児から高齢者まであらゆる疾病や障害のある在宅療養者である. 特に高齢者では老化に伴い，心身の障害や生活習慣病などがあり，やがて看取りの時を迎える. 在宅療養者は入院加療を必要としないが，日々の生活の一部に医療と介護を統合した支援が必要な人，言い換えれば看護の必要な人である.

　1992 年に老人訪問看護制度が始まった当初は，潜在看護師活用による「寝たきり老人の介護に重点をおいた看護やリハビリテーション」を必要とする高齢者が対象であった. 現在は高齢者であっても，胃ろうなど留置カテーテルや在宅酸素療法などの医療ニーズを併せ持ち，重症

化した高齢者，また，在院日数の短縮化で医療の経過観察の必要な退院患者が在宅で療養する．不安定な病状で，療養生活に不安を抱える高齢者も増えている．

## 5．訪問看護の内容

　1人ひとりの生活の継続と誇りを大切にし，自らの力を発揮できるように支え合うことが訪問看護の基本姿勢と考える．

　訪問看護とは，居宅において，主治医が訪問看護を必要と認めた在宅療養者（または介護保険の要介護者等）に対する療養上の世話または必要な診療の補助である．

　具体的には，病状等の観察，療養生活や介護の相談・助言，清潔保持，排せつや食事などの療養生活支援，リハビリテーション，服薬管理，留置カテーテル等の交換・管理，種々の医療処置である．

　健康になにか不安を感じるときに相談ができて，ケアの仕方のアドバイスも得られる，24時間体制で緊急時対応も含めて必要な看護を利用できる，また主治医等にもタイムリーに受診できるよう連絡してくれるなど，看護師が身近に存在することによって，在宅療養者は安心してより QOL（quality of life；生活の質）の高い生活を送ることができよう．

　ただし，在宅療養生活の決め手は療養環境としての住まいと，買い物・調理・ゴミ出し・洗濯など家事であり，さらに重度要介護状態になった場合には排せつや入浴介助，食事介助を主とする日常的な介護である．核家族化して単身世帯が増加するなか，この日常介護があってこそ訪問看護等在宅医療が下支えとなる．サービス付き高齢者向け住宅などが独居高齢者の住まいとして整備されているので，訪問看護は外づけサービスとして入居者に訪問看護を行う機会が増えつつある．また，医療と中・重度介護ニーズ対応サービスとして，介護と看護と一体となった療養通所介護，定期巡回・随時対応型訪問介護看護，小規模多機能型居宅介護と訪問看護の複合型サービスが整備されつつある．

　地域包括ケアシステムの目指すところは，その日常介護を基盤とし，予防，医療・看護，介護・リハビリテーションを日常生活圏域で整備することである．戦後ベビーブーマー世代がすべて75歳以上の後期高齢者となる2025年問題を穏やかに乗り切るためには地域包括ケアシステムの構築が急がれる．

## 6．訪問看護制度；訪問看護ステーションの仕組み

　現在は，都道府県知事等から介護保険法に基づく指定を受けた訪問看護事業者は健康保険法の指定事業者とみなされる．指定訪問看護を行う事業所を訪問看護ステーションという．訪問看護は治療の必要の程度につき主治医が必要と認めた者に対して行うこととされているため，訪問看護サービスを開始するにあたって主治医の指示書を必要とし，支援内容はその利用者の居宅で行う「療養上の世話または，必要な診療の補助」となっている．

　訪問看護ステーションは看護職員を2.5人以上確保し，保健師または看護師が管理者（所長）となって運営する．山村離島等僻地で利用者数が限られていたり，訪問効率など地域の実情によって，サテライトを設置して，一体的に運営することも認められている．

　訪問看護ステーションには訪問車等の設備・備品のほか，訪問看護に関する記録，保管庫，事務機器などを整備する必要がある．営業日等を定めた運営規程や重要事項説明書等を整備している．

　介護保険法が健康保険法に優先するため，介護保険の要介護者等は介護保険の訪問看護を利用することになる．介護保険の訪問看護を利用する場合は，主治医の指示書とケアマネジャーが作成するケアプランに位置づけられることによって訪問看護の導入となる．ただし，介護保険の利用者であってもがん末期や人工呼吸器を使用している状態など厚生労働大臣が定める疾病等の場合と精神科訪問看護（認知症除く），急性増悪期のために特別訪問看護指示書が交付された期間は，健康保険法等医療保険の適応となる（図2-2-1）．

　訪問看護ステーションのサービスに対する報酬は，介護報酬と診療報酬の双方に関わっており，制度の違いからくる整合性の問題や併給調整の問題，介護保険の利用者でもがん末期患者の訪問看護は医療保険の報酬となる問題など，非常に複雑化している．

　訪問看護ステーションの収入の99%は訪問看護の報酬（件数による）で，固定収入はほとんどない．支出の80%は訪問看護師の人件費である．診療報酬と介護報酬の引き上げに頼らざるを得ない，不安定な事業経営を安定させるために事業規模や形態を検討している．

## 7. 訪問看護師の役割と多職種協働

### 1）訪問看護のポイント

　QOL［またはQOD（quality of death；死の質）］の向上のための訪問看護のポイントを4つ挙げると，①疾病や介護状態の予防・悪化防止，②病院から在宅への移行支援，③在宅療養生活の支援（24時間体制で緊急時対応等含む），④エンド・オブ・ライフケア（終生期ケア）である．看護師は本人・家族がもてる力を引き出し，療養生活を支える「全人的な統合ケア」である．訪問看護師は1人ひとりの対象者の意思に寄り添いながら，心身の状況や療養状況，家族の介護状況などをアセスメントし看護を提供する．

　訪問看護師のなかには認知症ケアが得意，あるいは緩和ケアや呼吸ケアが得意など，得手とする看護分野をもち，特定分野の看護スペシャリストも存在しており，訪問看護の質向上につながっている．一方で，訪問看護師は療養生活全般をアセスメントして支援し，必要時医師等のスペシャリストとも協働して幅広く看護が提供できる，いわば自律したジェネラリストでもある．

　在宅療養者の病態は慢性的な経過をたどるとはいえ，急性期も起こりうる．キュア（診断・治療）が必要な状態においては在宅療養者の主治医が医療を行うとともに，指示に基づき看護師が日常的に対応する．通常の服薬管理は訪問看護師や介護職員が行い，必要時薬剤師に相談

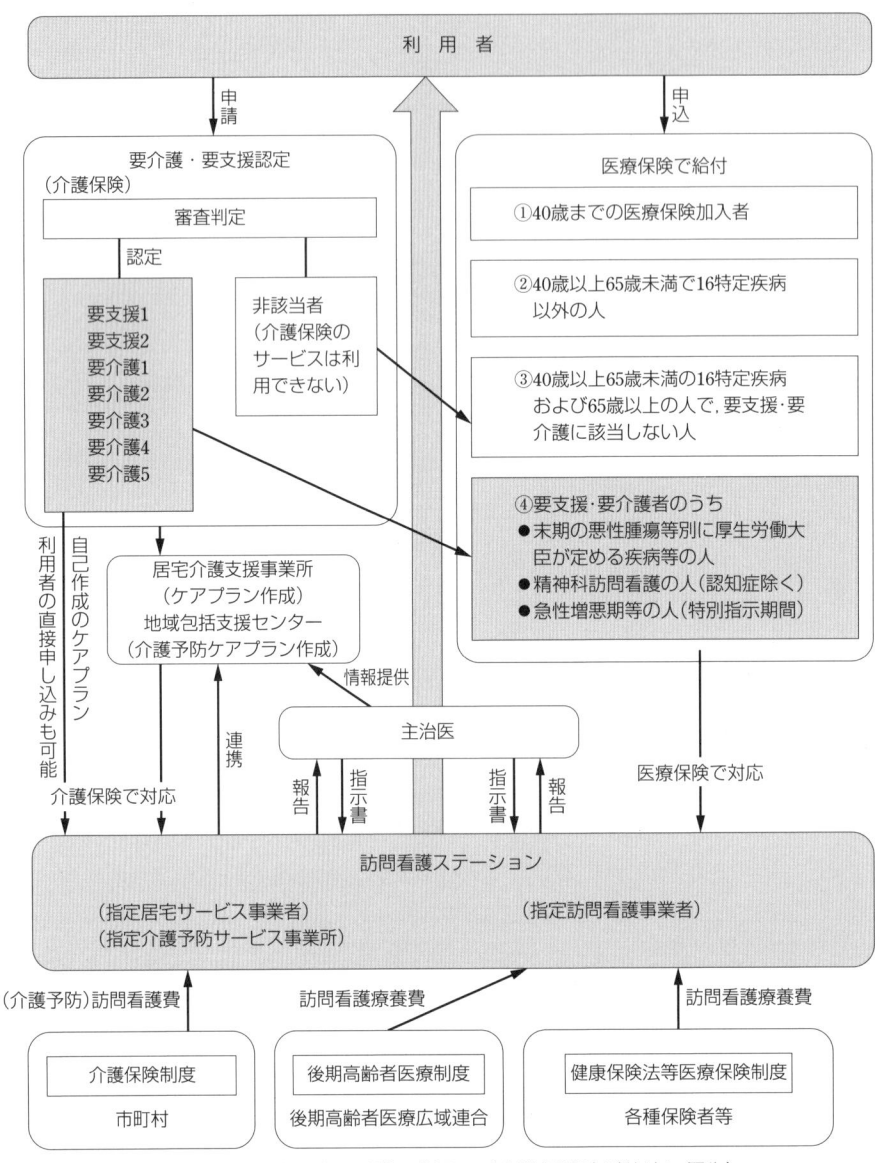

図 2-2-1　介護保険と医療保険の訪問看護の仕組み（介護保険法が他法に優先）

して対応するが，特別に薬剤師の技量を要する場合は薬剤師の訪問薬剤指導等が提供される．
また，専門的なリハビリテーションを要する場合は理学療法士・作業療法士・言語聴覚士等と
協働する．療養生活を継続するために必要な社会資源を導入する場合は医療ソーシャルワー
カー，ケアマネジャー等の出番である．アメーバのように形を変えて在宅医療の一翼を担い，
在宅療養生活を最期まで支えるのが訪問看護の役割である．

表 2-2-1　ヘンダーソンの基礎的看護

| |
| --- |
| 1．患者の呼吸を助ける |
| 2．患者の飲食を助ける |
| 3．患者の排せつを助ける |
| 4．歩行時および座位，臥位に際して患者が望ましい姿勢を保持するよう援助する．また，患者がひとつの体位から他の体位へと体を動かすのを助ける |
| 5．患者の休息と睡眠を助ける |
| 6．患者が衣類を選択し，脱いだり着たりするのを助ける |
| 7．患者が体温を正常範囲内に保つよう援助する |
| 8．患者が身体を清潔に保ち，身だしなみよく，また皮膚を保護するよう援助する |
| 9．患者が環境の危険を避けるよう援助する．また感染や暴行など，特定の患者がもたらすかもしれない危険から他人を守る |
| 10．患者が他人に意志伝達でき，自分の欲求や気持ちを表現できるよう援助する |
| 11．患者が自分の宗教に基づいた生活ができ，自分の善悪の概念に従えるよう援助する |
| 12．患者の仕事あるいは生産的援助を助ける |
| 13．患者のレクリエーション活動を助ける |

## 2）在宅における医療処置と介護職員等との協働

　訪問看護の基本はヘンダーソンの基礎的看護に示すとおりである（表 2-2-1）．「呼吸を助ける」という場合に，吸引や吸入，人工呼吸器など医療器材を使用して呼吸を助ける場合もある．「飲食を助ける」という場合には，経管栄養の注入・管理などもある．看護の独占業務である「療養上の世話」の延長線上にこのような診療の補助（医行為）が含まれてくると考える．在宅の医療処置については在宅療養者固有の問題もあるので，事前に利用者・看護師・主治医の3者で協定書を作成して，主治医が実施することと訪問看護師の判断で実践できる部分を明確化し，主治医の診断・治療を必要とする場合には相談するなど安全性を確保した在宅医療を進めることができる．

　2012年4月から介護職員等は喀痰吸引等を医師の指示の下に業として行うこととなった．咽頭手前までの口腔内吸引や気管カニューレ内部までの限定した吸引を行える仕組みであるが，本来，療養上の世話の範ちゅうでできることであり，看護師と介護職員間の協働で安全にしかも，ケアの質を担保して行われている．

　今後，効率性・安全性・費用対効果を勘案すると，訪問看護師の裁量権の拡大が望まれる．

## 8．訪問看護ステーションの現状

　2013年10月1日現在，訪問看護ステーションの実態について，厚生労働省統計情報部の「介護サービス施設・事業所調査結果の概況」から紹介する．

## 1）訪問看護ステーションの設置状況

　開設主体別にみると，医療法人が34.7％，次いで営利法人が35.3％となっている．営利法人は2000年にはわずか6％であったが5倍に増えている（図 2-2-2）．

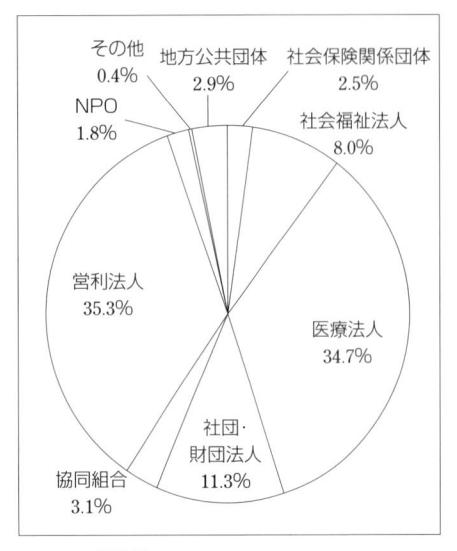

$n$ = 6,458 事業所
〔厚生労働省：平成 25 年介護サービス施設・事業所
調査の概況（2013 年 9 月中）より作成〕

図 2-2-2　開設主体別事業所数の構成割合

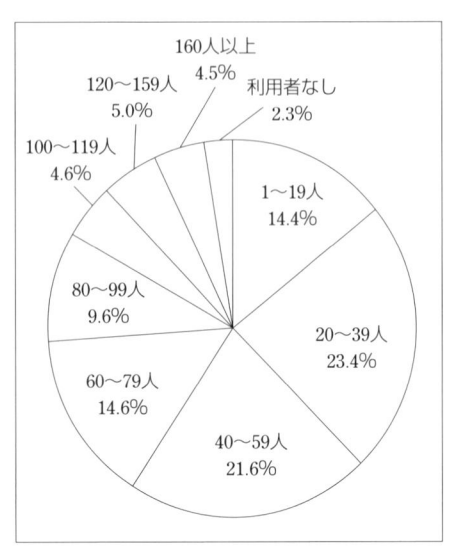

$n$ = 6,458 事業所
〔厚生労働省：平成 25 年介護サービス施設・事業所調査
の概況（2013 年 10 月 1 日現在）より作成〕

図 2-2-3　利用人員階級別事業所数の構成割合

２）利用者規模別にみた訪問看護ステーション

　利用者数 40 人未満の小規模事業所が多い．しかし，訪問看護ステーションに対して，24 時間体制での緊急訪問や重症度に応じて頻回訪問も求められているため，ある程度の規模が必要である（図 2-2-3）．

３）訪問看護ステーション数および利用者数の推移

　介護保険制度が始まった 2000 年以降微増傾向となっていたが，2012 年ころから開設数が伸びて，2014 年 2 月には 6,992 か所（介護保険請求事業所の 2 月審査分）となった．ただし病院・診療所の訪問看護は減少している．

## 9．おわりに

　2025 年に向けて，各地の地域包括ケアシステムづくりが始まった．上述したとおり，訪問看護師は医療と生活支援の両面をトータルに行うことができる．2014 年度診療報酬改定で常勤看護職員が 7 人以上 24 時間体制で看取り件数 20 件以上などの要件を満たした機能強化型訪問看護ステーションが創設された．訪問看護の機能を発揮して地域住民が安心して最期まで暮らせる地域づくりに貢献するために，訪問看護ステーションの規模拡大と機能強化を進める一方で，看護の機能が十分発揮できるような制度改正を求めたい．

【第2章Ⅱ. 参考文献】
　厚生労働省大臣官房統計情報部：平成25年介護サービス施設・事業所調査.
　厚生労働省大臣官房統計情報部：介護給付費実態調査月報（平成26年2月審査分）.
　日本訪問看護財団監：新版訪問看護ステーション開設運営評価マニュアル. 第2版, 日本看護協会出版
　　会, 東京（2013）.
　佐藤　智, 片山　壽, 川越博美, ほか編：在宅医療・訪問看護と地域連携. 明日の在宅医療第5巻, 中
　　央法規出版, 東京（2008）.

（佐藤美穂子）

# Ⅲ. 居宅介護支援事業所からのアプローチ

　医療保険, 介護保険の制度も改定され, 2025年の団塊の世代が75歳になる時期に向けて「地域包括ケア」が具体化されようとしている. 医療から介護へや, 施設から地域への移行促進と, 保険給付削減が重点である. しかし, より長く在宅で暮らすことができれば, 介護給付は削減できる. そのためには, ケアマネジメントの改革と医療, 介護, 看護などの多職種連携が課題である.

## 1. 介護保険と在宅ケアの現状

　日本の高齢化率は2013年に25%を超え世界でもっとも高齢化が進んだ国になった（2014年3月審査分）. 特に75歳以上の後期高齢者人口の増加率が高く, 介護保険の要介護認定者は, 5,956,000人（2013年9月審査分）になり, 介護保険スタート時から3倍に増加した.

### 1）73%が居宅で介護サービスを受給
　要介護認定者の82%が介護保険のサービスを利用しており, ケアを受けている場所は図2-3-1のように, 施設に19%, 居住系施設に8%, 居宅に73%である. 居宅のなかには自宅が主であるが, 特定施設入所者生活介護の指定を受けない有料老人ホームや最近急増しているサービス付き高齢者向け住宅も含まれている. これらも介護保険法上は在宅ケアサービスの受給者である.
　受給者の年齢構成（図2-3-2）をみると86%が75歳以上の後期高齢者であり, 85歳以上が約半数を占めている. また, 居宅でサービスを利用している者の要介護度は図2-3-3のように74%が要支援～要介護2までの, いわゆる「軽度要介護者」である. 要介護度が「軽度」であっ

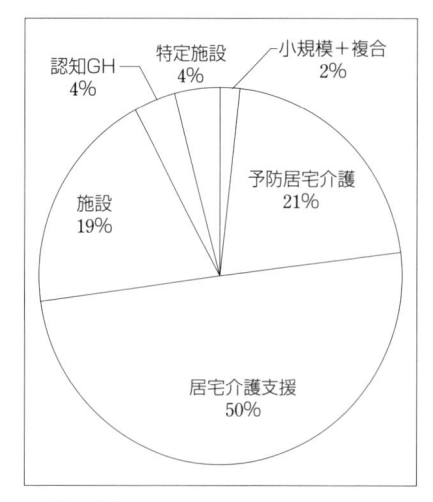

$n = 4,683,300$ 人
〔厚生労働省：介護給付費実態調査 2014 年 3 月審査分〕

図 2-3-1　介護保険利用者の居場所

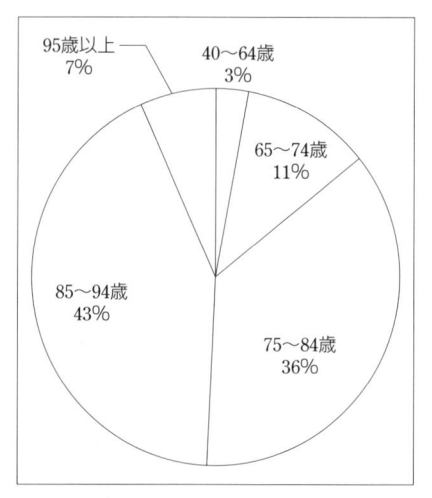

$n = 4,790,500$ 人
〔厚生労働省：介護給付費実態調査 2014 年 3 月審査分〕

図 2-3-2　介護サービス受給者の年齢構成

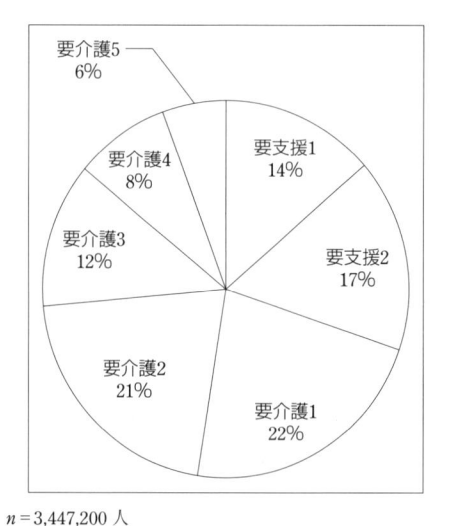

$n = 3,447,200$ 人
〔厚生労働省：介護給付費実態調査 2014 年 3 月審査分〕

図 2-3-3　居宅の要介護度別割合

ても加齢に伴い，心身の状態は変化しやすく，環境の変化に対応力が乏しいのが実態である．

## 2）自宅で介護を受けたい人が 7 割

　内閣府の世論調査（図 2-3-4）で 20 歳以上を対象にした「介護が必要になり困ること」では第一は「家族に肉体的精神的な負担」で，第二に「経済的負担」を挙げており，「特に困らない」は 1.7％である．介護が必要になったときへの対応が求められているのである．

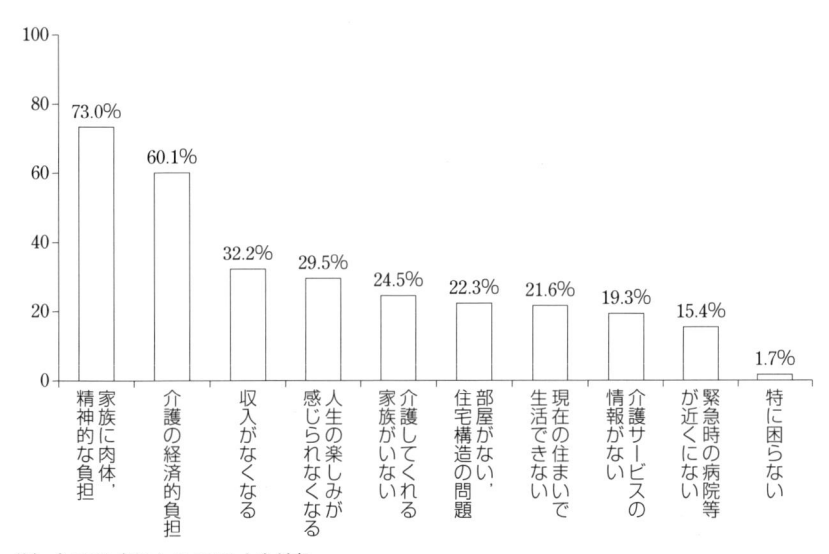

注）全国 20 歳以上の 5,000 人を対象
〔内閣府：世論調査 2010 年 9 月〕

図 2-3-4 介護が必要になり困ること

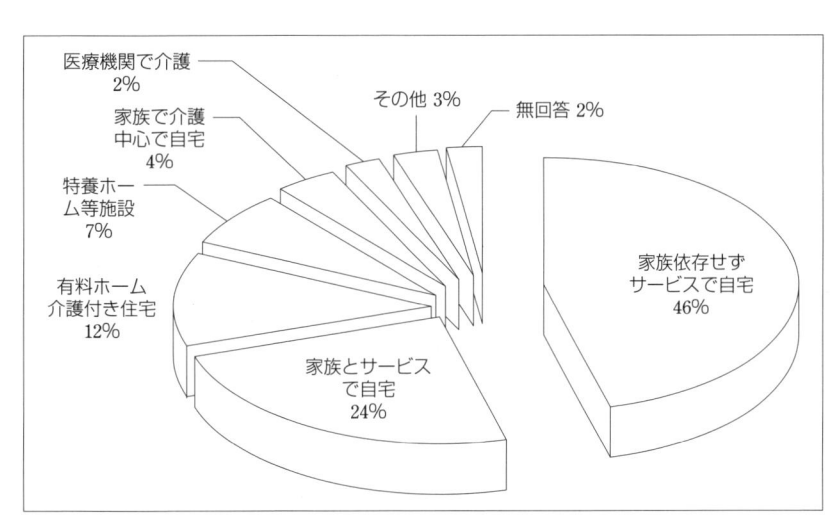

〔厚生労働省：2010 年 5 月パブリックコメント〕

図 2-3-5 パブリックコメント「介護が必要になった場合の希望」

　また，2010 年に厚生労働省が国民から求めたパブリックコメント（図 2-3-5）では「介護が必要になった場合の希望」として，「家族に依存せずサービスで」と「家族とサービスで」を合わせ 7 割が自宅でサービスを利用しながらの介護を希望し，「家族介護中心で自宅」を含めて 3 分の 2 が自宅介護を望んでいるのである．

　しかし，要介護者の主体を占める高齢者世帯では，介護する人がいない独居と老夫婦のみの世帯を合わせると半数を超える．さらに「親と未婚の子供の世帯」では昼間は仕事をして介護

できない等，自宅での介護力が乏しい実態がある[1]．

## 2．在宅ケアとケアマネジメントの課題

### 1）介護支援専門員の実態

　介護保険では居宅介護支援事業所の介護支援専門員が要介護者等と契約し，在宅介護生活を支援するケアマネジメントが導入され15年目である．介護支援専門員は保健・医療・福祉の実務5年以上の者が国の受講試験を経て，研修を受講し，登録してケアマネジメント業務に就くことができる．試験は2010年から15回行われ，計573,709人が合格している．合格者の基礎資格の内訳は介護福祉士が38.7％，看護・准看護師が27.3％，社会福祉士が5.7％，国家資格ではない相談援助と介護従事者を合わせて10.9％である[2]．

　介護支援専門員として業務に従事しているのは約25％で，そのうち58.2％が居宅介護支援，6.8％が地域包括支援センターで予防プラン作成，介護保険3施設に14.8％，認知症グループホームに11.0％，小規模多機能サービスに2.0％が所属しケアマネジメント業務に従事している（図2-3-6）．介護保険でケアマネジメントに報酬が支払われているのは居宅介護支援と予防プランのみで，ケアマネジメント業務の35％は報酬がない現実である．報酬が支払われている居宅介護支援事業所の経営は一貫して赤字で，居宅介護支援事業所の8割は介護サービス事業所を併設しており，ケアマネジメントの公平中立性に影響を与えている．

### 2）ケアマネジメントの質の評価とあり方

　厚生労働省は2013年に「ケアマネジメントの質の評価とあり方委員会」を経てケアマネジメントに関する検討課題を以下の10点挙げている[3]．すなわち，①「自立支援」の理念の共有，②アセスメントが不十分，③サービス担当者会議で多職種連携が不十分，④モニタリング，評価が不十分，⑤重度者に対する医療サービス組み込みが不十分，⑥介護保険以外のサービスのコーディネートや地域のネットワーク化が不十分，⑦小規模事業所支援，公平中立性の確保の取り組みが不十分，⑧地域の実践的学び，スーパービジョン機能，能力向上への支援が不十分，⑨介護支援専門員の養成・研修・受講試験の資格・法的研修の課題，⑩施設における介護支援専門員の役割が明確でない．

　そのうえで，介護支援専門員の制度や研修に関して，検討し，改善策が出されている．ここでは在宅ケアに関係する居宅介護支援のケアマネジメントに対する指摘内容に焦点を絞り検討する．

### 3）ケアプラン点検から指摘された課題と地域ケア会議

　ケアマネジメントの質の評価とあり方委員会のケアプランの点検から，以下の課題を指摘している．①通院・服薬管理が不十分，②週間サービス計画表に日常生活のスケジュールが記載漏れ，③課題の優先順位が不十分，課題の重複，④「～したい」という表現に捕らわれている，

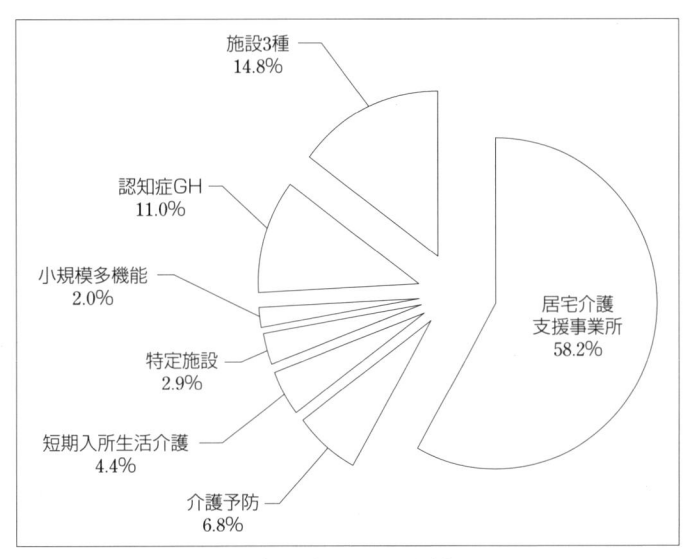

注 1）従事者数は 141,896 人（2011 年 10 月 1 日時点）
注 2）特定施設入居者生活介護，地域密着型特定施設入居者生活介護，認知症対
　　　応型共同生活介護は「計画作成担当者」の人数
注 3）「施設 3 種」は介護老人福祉施設（地域密着型含む），介護老人保健施設，
　　　介護療養型医療施設の合計
注 4）「特定施設」は地域密着型を含む
〔厚生労働省：介護サービス施設・事業所調査；各サービスの総括表，閲覧表（e-
　　stat 公開）〕

図 2-3-6　介護支援専門員の従事者数（実数）

⑤短期目標が評価できるほど具体化されていない，⑥認知症，廃用症候群の事例で状態像に応じたサービスの整理が不十分，⑦改善可能性が高いが，リハビリ利用が少ない，⑧通所介護のサービスと課題の整合性がない[4]．

　以上の指摘は妥当な内容が多い．しかし，なぜそうなるのかの掘り下げが必要である．それがないまま，「できていないから教える」となると，過去のケアマネジャー指導の繰り返しになる．

　現在，介護保険法を改正して，地域ケア介護を義務化し，ケアプラン作成やモニタリングの標準様式を用いた研修を強化し，ケアプランの見直しや地域課題の抽出をする準備が行われている．

　ケアプランは生きものである．利用者や介護者の意向，利用者の支払いできる金額，地域における利用可能サービスの有無，利用者の疾患や主治医の治療計画との関係，実地指導の内容などに左右されるものである．プランの一部の帳票からの情報のみで，支援経過の情報入手や聞き取りをしないで問題点を検討することに指摘の限界がある．

　今後，地域ケア会議が在宅の実態をまったく知らない専門職や自治体の職員を中心に開催される場合，または，「自立支援に資するケアマネジメント」が疾患や ADL や要介護度の改善だけに注目した会議になると，地域ケア会議で修正されたケアプランと利用者の生活実態にズレ

が生じる危険性も少なくない．せめて，地域ケア会議には，在宅生活の現実が分かる居宅の主任介護支援専門員の参加が必要だと考える．

## 3．在宅介護生活を総合支援するケアマネジメント

### 1）地域包括ケアと在宅支援

現在，国は 2025 年に団塊の世代が後期高齢者になる時期を目標に「介護保険制度の持続可能性」を高めるための取り組みを開始している．介護保険法の改正や厚生省令の見直しを行い，「介護給付の対象者の削減」「介護給付額の削減—1 割負担の見直し，施設の補足給付の見直し」「介護療養型施設の廃止」また，「重度中心型への転換—軽度者の給付額の削減，特別養護老人ホーム入所制限」「介護給付の効率化—サービスのパッケージ化と報酬抑制」等を進めている[5]．

さらに医療保険改革と連動させ「認知症や高齢者の退院の促進」「在宅療養・訪問看護の拡大と在宅ターミナルケアの拡大」等を目指し，医療と介護の連携を進め，介護職の医療行為の解禁，診療報酬に地域包括ケアを具体化し医療法人の事業拡大等を具体化している．

また，在宅困難者や退院困難者の受け皿として「高齢者住まい法」を改正し「サービス付き高齢者向け住宅」を 10 年間に 60 万戸つくる方針を具体化し，在宅困難者や退院患者の受け皿としている．加えて住宅に介護サービスを併設し効率的サービス提供の方向を出している．

また，市町村への権限移行を通じて，地域のコミュニティ力を開発し，地域の互助を組み込んだケア体制をつくろうとしている．このような視点は地域で生活する要介護者や家族支援として欠かせないものである．地域包括ケアがともすれば力のある大規模事業所への囲い込みを促進することによる「数字だけの施設待機の削減」「利用者負担の増加による介護難民化」にならないような配慮が必要である．

これからのケアマネジメントは，介護保険サービスに限定されがちなサービス優先から，地域と連携してより長く在宅生活継続を支援する総合的ケアマネジメントへの転換が必要である．

### 2）より長く在宅ケアを推進すると介護給付は抑制できる

介護保険の在宅サービスは要介護度別支給限度額が設定され，その枠内は保険給付が行われるがオーバーすると全額自費になる．この限度額は要支援が 2006 年から減額され（表 2-3-1），要介護は 2014 年消費税アップ分が上乗せされたが基本的には 14 年間変わっていない．そして，居宅サービスの利用実態では，利用者 1 人あたりの利用額は限度額の 4〜6 割であり利用者 1 人あたりの額は増加してはいない．利用者数の増加が給付総額増につながっているのである（表 2-3-1）．したがって，より長く在宅ケアを続けることができれば給付は抑えられるのである．

表 2-3-1　利用者 1 人あたり受給額（4 月審査分）

単位：千円，居宅サービスのみ

| | 要支援 1 | 要支援 2 | 要介護 1 | 要介護 2 | 要介護 3 | 要介護 4 | 要介護 5 |
|---|---|---|---|---|---|---|---|
| 2001 年 5 月審査分 | 29.5 | — | 56.5 | 77.1 | 107.6 | 122.0 | 144.1 |
| 2002 年 4 月審査分 | 29.2 | — | 60.1 | 86.1 | 122.4 | 143.6 | 165.4 |
| 2003 年 4 月審査分 | 28.7 | — | 62.1 | 91.9 | 131.7 | 154.7 | 178.7 |
| 2004 年 4 月審査分 | 30.7 | — | 66.0 | 99.5 | 140.2 | 164.7 | 189.0 |
| 2005 年 4 月審査分 | 30.8 | — | 67.7 | 103.8 | 145.9 | 171.3 | 194.6 |
| 2006 年 4 月審査分 | 30.6 | — | 69.1 | 106.4 | 149.2 | 173.9 | 198.1 |
| 2007 年 4 月審査分 | 24.3 | 43.5 | 66.8 | 92.9 | 128.4 | 162.5 | 195.5 |
| 2008 年 4 月審査分 | 24.4 | 44.0 | 69.0 | 91.7 | 128.2 | 162.9 | 196.6 |
| 2009 年 4 月審査分 | 24.5 | 44.3 | 71.4 | 93.9 | 131.3 | 166.2 | 199.9 |
| 2010 年 4 月審査分 | 24.8 | 44.3 | 76.0 | 99.2 | 139.1 | 171.3 | 207.9 |
| 2011 年 4 月審査分 | 24.6 | 44.0 | 75.4 | 98.5 | 139.1 | 170.1 | 206.7 |
| 2012 年 4 月審査分 | 24.7 | 44.4 | 77.1 | 101.1 | 143.2 | 174.3 | 211.8 |

2001 年は 5 月，ほかは 4 月審査分

〔厚生労働省：介護給付費実態調査の概況各年度版〕

## 3）在宅生活の継続を多職種連携で支援するケアマネジメント

### （1）入院リスクのケアマネジメント

　在宅要介護者は年齢も高く，猛暑や寒冷への適合性が低く，体調を崩しやすい．要介護の原因の 3 番目は老衰であることをみてもわかるように，加齢とともに，誤嚥や転倒，低栄養などの危険が日常的である．ケアマネジャーは現在みえている歩行困難や排せつの問題だけではなく，脱水，誤嚥，転倒，低栄養を起こさないためのリスクのアセスメントを行い，その予防，防止策を具体化し，在宅生活の継続支援をするのである．そのために，主治医と連携し居宅療養管理指導を活用して，のどの渇きを自覚してない高齢者や体温調節ができにくい在宅利用者に熱中症や脱水を起こさないための具体的支援をヘルパーや訪問看護，家族提供等からするための支援が必要である．また，一度転倒した人は転倒原因があるので再度繰り返すことが多く，いつ，どこで，どのように転倒したのかを追跡し，その再発防止の具体化（薬の影響，手すりや段差解消，立ち上がり方の指導，リハビリや自力訓練など）が必要である．低栄養は「食欲がない」原因を探り，口腔トラブル，歯牙欠損，調理できない，精神的落ち込み等の原因を掘り下げ，打開策を他職種と連携し改善につなげるケアマネジメントが必要である．

　在宅における服薬の実態を把握し，認知症や独居による管理困難，飲み忘れ，自己判断による薬の選別，飲みすぎ，飲み込みにくい形状や量などの実態を把握し，薬剤師と連携し主治医と改善策を具体化する等の支援は病態管理で不可欠である．

### （2）廃用症候群の防止と生きがいづくり

　人の体はすべて使うことで機能が保たれている．歩行しなければ足腰が衰え，噛まなければ咀嚼力が低下するのである．しかし，加齢と要介護に伴い，外出が減り，行動範囲が居室やベッド上に限定されると，「動くと疲れる」「やることがない」「できない」などと引きこもりがちになる．洗顔や入浴，着替え，外出等はしなければそれに慣れ，しないことが当たり前になる．

そのことで心身機能が低下し，意欲を失い，寝たきり予備軍になるのである．このような要介護者に「デイサービスに行きませんか」「ヘルパーと外出しませんか」と働きかけても「嫌だ」と返事がくるのが通常である．ここでケアマネジャーが「サービス拒否」で片づけてしまえば一歩も進まない．「なぜ，嫌なのか」を聞き，その原因に向き合い，どう働きかければやる気になるのか，その人の生活歴や，友人関係，キーパーソンを見つける等，働きかけ続けることが必要である．もちろん前提としての要介護者との関係性の構築や，関わり方の工夫が必要である．おどかしや指示では人は動かないのは当然である．

（3）介護者支援

在宅ケアでは介護者が「もうできない」となれば在宅の継続が困難になる．同居にかかわらず，介護者との連携，支援は不可欠である．介護者がなにに負担を感じているのかを具体的に把握し，その負担軽減をケアマネジメントに具体化し，介護者支援を多職種連携で実行する．肉体的精神的負担，時間の負担，経済的負担，孤立化，認知症に振り回される，介護者の仕事の継続困難や介護者と利用者の過去の関係性など，多様な要因に向き合い支援することは基本である．

（4）入院したら即退院に向けたケアマネジメント

入院すると治療が優先になり，点滴を受け，尿の管が入り，寝て安静を保つことで廃用症候群に陥りやすい．したがって，ケアマネジャーはできるだけ早く（可能なら入院日）に在宅にもどれることができる状態を医療側に提示し，急性期の治療と併せて在宅にもどれる状態像に近づけるように廃用症候群のリハビリを依頼することが大切である．医療・看護・リハビリ・栄養・薬物などが整備され24時間対応，バリアフリーの医療機関から，なにもない自宅にもどるのは至難の業である．在宅での現状を情報提供し，入院している病医院の専門職の関わりで在宅していた状態像にもどす支援を在宅の専門職と介護者が連携して行うケアマネジメントが大切である．退院が決まってからでは遅いのである．そして，退院時には診療・看護・リハビリ・介護・福祉用具など多様な支援で，在宅生活を取り戻し，できることを増やしていくことで在宅ケアを継続するケアマネジメントを提供することが今後の課題であろう．

## 4．まとめ

ケアマネジメントが利用者や介護者の実態から出発し，その力を引き出し，人生最後の時期を「しあわせだった」と実感できるようにするために介護保険は存在し継続することが必要であり，ケアマネジメントの役割があると考える．今回は公平中立性の課題は言及できなかったが，雇用形態にかかわらず，ケアマネジメントの専門性を確立することが課題であると考える．

【第2章Ⅲ．文献】
1）厚生労働省：平成24年　国民生活基礎調査；高齢者の世帯構成.
2）厚生労働省：15回介護支援専門員受講支援受講試験の実施状況.

3）介護支援専門員の資質向上と今後のあり方に関する検討会：平成 25 年 1 月 7 日介護支援専門員の資質向上と今後の在り方に関する論議の中間的整理（2013）.
4）三菱総合研究所：介護支援専門員の資質向上と今後のあり方に関する調査研究ケアプラン詳細分析結果報告書（2012）.
5）厚生労働省：平成 25 年 11 月 29 日介護保険部会まとめ.

【第 2 章Ⅲ．参考文献】
服部万里子：図解でわかる介護保険のしくみ．第 5 版，194-195，日本実業出版，東京（2012）.

（服部万里子）

# Ⅳ．地域包括支援センターからのアプローチ

## 1．はじめに

　本稿では，地域包括支援センター（以下，センターとする）が地域包括ケアシステムにどのように貢献できるかを明らかにする．同時に，それを推進していくうえでの限界を示し，それを克服していくために隘路を明示する．現実には，センター創設時には地域包括ケアでの中核機能に関する議論が弱く，センターが地域包括ケアシステムとの関連で担うべき機能が明確にされてこなかった．センターの中核機能が明らかになってきたのは，2012 年 3 月の「地域包括支援センターの設置運営について」の改正以降である．それ以降も右往左往しながら，徐々に地域包括ケアシステムの中核を担える方向に進んできた．しかしながら，センターが地域包括ケアシステムの中核を担っていくには多くの課題が存在することも明らかにしたい．

## 2．地域包括支援センターの創設から今日までの変遷

　センターが介護保険制度の下で創設されたのは，2006 年度からの介護保険法改正によるものであった．センターの業務は，包括的支援事業として，①介護予防ケアマネジメント業務［特定高齢者（現在は，第 2 次予防事業対象者）をスクリーニングし，介護予防に向けたケアマネジメントの実施］，②総合相談支援業務（地域のすべての高齢者の相談を総合的に受け，必要なサービスにつなぐこと），③権利擁護業務（高齢者が尊厳のある生活を送ることができるよう，権利侵害の予防や対応を行うこと），④包括的・継続的ケアマネジメント支援業務（介護支援専門員が包括的・継続的なケアマネジメントを実践できるよう地域の基盤を整え，個々の介護支

援専門員をサポートすること）を実施することになった．これらに加えて，⑤要支援者に対するケアプランを作成する指定介護予防支援事業を行うことになった．これは，要支援者を要支援1と2に分け，要支援者のケアマネジメントを居宅介護支援事業者から移行することになったものである．

　センターは，保健師，社会福祉士，主任介護支援専門員の3職種の配置で始まったが，創設前の議論で，当初は，包括支援事業としては，前述した①②④の3つの包括的支援業務で始めることを厚生労働省は提案していたが，高齢者の権利擁護業務が必要であるとの民主党からの意見も加えて，4つでもって包括的支援事業として始まった経緯がある．

　さらに，2006年10月につくられた「地域包括支援センターの設置運営について」は，その後現在までに3回も改正され，そのつどセンター機能は変化してきた．2007年1月の改正では，センターが介護予防事業に係る普及啓発事業や介護予防に関する地域活動を支援する事業などについても委託できるようにした．2012年3月の改正はきわめて大きい改革であり，4つの包括的支援事業に加えて，センターでは新たに「多職種協働による地域包括支援ネットワークを構築すること」が業務となり，それを実現する方法のひとつとして「地域ケア会議」が提案された．さらに，2013年3月の改正では，地域ケア会議の機能として，①個別課題の解決，②地域支援ネットワークの構築，③地域課題の発見，④地域づくり・資源開発，⑤政策の形成という機能が明確化された．

　センターは創設されて9年の歴史があるが，この間に徐々に，かつ絶え間なく変化を求められてきた．それは，地域包括ケアシステムの推進とセンター機能を一致させる歴史であり，そのため，創設当初からセンター職員はただ多くの機能が課せられ，なにが本来的で本質的な業務であるかが理解できず，翻弄され続けてきたのではないかと推測できる．その意味では，センターの活動が低調である責任は，センター側というより，明確な方針を創設当初に示すことができなかった制度立案者側によることが大きいといえる．

## 3．センターでの介護予防機能の変遷と課題

　センターが創設された当時，①⑤は介護予防の拠点としての位置づけであり，②③④は介護保険制度の基盤の強化を図るためのものであり，関連性の弱い2つのねらいを担わされることになった．一方，センターの財源は，①②③④に対する人件費等の基本経費に加えて，⑤の業務は1ケースあたりの介護報酬が別につくため，経営的には⑤に重点がおかれがちになることは否めなかった．同時に，これには要支援者のケアプラン費が現状で月414単位と安価であるため，ケアマネジャーに委託しにくい側面もプラスし，センターは⑤指定介護予防支援事業に集中せざるを得なかった．そのため，①②③④の包括的支援事業が進まないという実態が続いてきた．

　同時に，2006年度のセンター設立時に，従来ケアマネジャーが実施していた要支援者へのケアマネジメントを，⑤の指定介護予防支援事業としてセンター業務に切り替えた．このことの

意図は，要支援者が当時急増しており，それを抑えるためには，法人が介護サービス事業者を有しているケアマネジャーに委ねるよりも，保険者である市町村が設置責任を担うセンターのほうが軽度者の増加を抑制しやすいという意図があったものと思われる．

当初意図されたように，軽度者の増加が抑制できたかというと，創設当初は，要支援認定者の比率（受給者構成割合）は，創設時の 2000 年度に 12.6 ％あったが，制度改正以前の 2005 年度には 16.6 ％と増加してきたことは確かであるが，最近の 2011 年度には 26.4 ％となり，思惑とは異なり，センターに要支援者のケアマネジメントが移行して以降，逆に軽度者の増加傾向が目立っている．同時に，居宅介護支援事業所からセンターに移行したことに対する評価は利用者の生活の連続性を崩すことになり，要支援者と要介護者の間で，ケアマネジャー，介護サービス内容，ケアプラン用紙等が変わり，同時に要支援と要介護のバウンダリーにいる者は，要介護認定がおりるまで介護サービスが利用できないという状況に陥った．

創設時点で，センターは 4 つの包括的支援事業の推進と，他方，要支援者の介護予防ケアマネジメントを実施することになったが，要支援者の介護予防ケアマネジメントで多忙を極め，同時にこのケアマネジメントには 1 か月 400 単位（現在は 414 単位）というわずかではあるが介護報酬がつくことから，多くのセンターでは収入増を目当てに，指定介護予防支援事業に重点をおいてきたというのが実態である．そのため，多方面から，要支援者のケアマネジメントをセンター業務から切り離すべきであるという意見が噴出してきた．同時に，民間に委託されている 7 割のセンターに対して，要支援者を囲い込み，要介護者を同じ法人の利用者につなげているといった批判もみられた．そのため，センター設立当初は要支援者のケアマネジメントを一介護支援専門員に対して 8 ケースまでと限定していたが，「指定居宅介護支援等の事業の人員及び運営に関する基準」および「指定介護予防支援等の事業の人員及び運営並びに指定介護予防支援等に係る介護予防のための効果的な支援の方法に関する基準」の改正で，2012 年度から委託ケース数を問わないことにし，介護支援専門員への委託を増やし，センターの要支援者へのケアマネジメント業務の負担を減らすことが意図された．現状でも，要支援者のケアマネジメントをケアマネジャーに完全にもどすべきという意見が多い．これが実現すれば，センターが要支援者を囲い込んでいるという介護サービス事業者からの批判も解消することもできる．

さらに，2 次予防事業対象者に対する介護予防ケアマネジメントについては，その評価について，保険者側からも疑問視される調査結果が多くみられた[1]．それらもあり，2010 年 8 月に地域支援事業実施要綱が改正され，ケアプラン作成は特に支援が必要な場合のみ作成することになり，実質的に廃止となり，2 次予防事業対象者のスクリーニングも医師によるものから郵送調査に切り替えられ，介護保険での 2 次予防事業は後退を余儀なくされてきた．さらに，2013 年 12 月 20 日に社会保障審議会介護保険部会が提出した「介護保険制度の見直しに関する意見」では，これまでの介護予防の手法は心身機能を改善することを目的とした機能回復訓練にかたよりがちであったことを反省し，2015 年度以降，各市町村で始まる新総合事業では，元気高齢者に 2 次予防事業対象者を吸収して介護予防を進めていくことになっている．ここでも，

介護予防が必ずしもうまく進まなかったことを示しており，ある意味では，介護予防は利用者の主体性を支援するとする原点にもどり，1次予防と2次予防を一体とした事業で再出発することになった[2]．

　ここに，介護予防の意義や方法を再考すると同時に，どこまでをセンターが担うかの再検討が求められている．私論としては，要支援者を含めた個別の支援についてはケアマネジャーに委ね，地域の健康な高齢者に対するポピュレーションアプローチでの介護予防はセンターが担い，個人支援と地域支援で役割分担を明確に分けるべきであると考えている．結果として，センターは地域支援に焦点を当てることで，地域包括ケアの一環として介護予防を担うべきである．

## ４．センター機能の拡大化と地域包括ケアとの関連性の曖昧性

　センター創設時の2006年10月に出された「地域包括支援センターの設置運営について」では，さまざまな社会的資源が有機的に連携することができる環境整備が重要であるとして，その連携体制を支えるものとして「地域包括支援ネットワーク」構築の必要性が示されている．「『地域包括支援ネットワーク』とは，地域の実情に応じて構築されるものであるが，例えば，行政機関，医療機関，介護サービス事業者，地域の利用者やその家族，地域住民，職能団体，民生委員，介護相談員および社会福祉協議会等の関係団体等によって構成される『人的資源』からなるネットワークを構築すること」としていた．

　ここでいう地域包括支援ネットワークは，上記の①介護予防ケアマネジメント業務や⑤指定介護予防支援事業といった介護予防事業と直接つながるものではない．同時に，このネットワークこそが包括的支援事業の②総合相談支援業務，③権利擁護業務，④包括的・継続的ケアマネジメント支援業務は包括支援事業の土台を構成するものであり，このネットワークがつくられて初めて，これら3つの業務が円滑に機能していくといえる．ここに，創設当時のセンターは，地域包括ケアシステムにおけるどのような中核機能を担うのかが不明瞭なまま，単に4つの包括的支援業務が展開すれば，地域包括ケアシステムが推進できるのではないかという認識があったと推測される．

　そうしたなかで，さらにはこの間に，センターに新たな業務を追加する議論が進められてきた．それは，地域包括支援センターが認知症ケアの拠点となることであった．その後もこの議論は継続しており，2012年5月に創られた「認知症施策推進5か年計画（オレンジプラン）」でも，認知症の早期発見・早期対応機能として，認知症の疑いのある人の家庭を訪問し，アセスメントと家族支援を行う認知症初期集中チームをセンターの機能にしていくことが示されている．さらには，今後地域支援事業の枠組みを活用して，「在宅医療・介護連携の推進」「生活支援サービスを担う事業主体の支援体制の充実・強化」「全ての市町村における総合事業の実施」についても地域包括支援センターの機能として拡大していこうとしている．これらの動向は，4つの機能に新たな機能が追加されるだけで，センターが多様な機能を担うことになっても，

決して地域包括ケアシステムの中核機能を担うことにはつながるものではない.

　このように機能の拡大を図っていくこと自体が問題なのではなく, それに対応する人員が手当てできれば可能である. ただし, こうした機能が拡大するだけでは, 地域包括ケアシステムの中核機能を担うことにはならない. それらの機能を束ねる中核機能とその方法について言及されるべきである. センターは本質なしで, 求められる機能のみの議論でスタートしたといわざるをえない.

## 5. 地域包括ケアシステムでのセンターの目的と全体的な機能

　センターの名称に「地域包括」という冠詞がついている以上, センターは地域包括ケアシステムを推進していく中核機能を担うことが求められ, 理念的には, 創設当時から意識されていた. 当初の「地域包括支援センターの設置運営について」で「地域包括支援ネットワーク」の創設がうたわれていた. しかしながら, この「地域包括支援ネットワーク」の具体的内容については明確にされることなく, 地域の機関や団体のネットワークができていないことが問題視されてきた. そのために, 2012 年度の介護保険法改正で,「地域包括支援センターの設置者は, 包括的支援事業の効果的な実施のために, 介護サービス事業者, 医療機関, 民生委員, ボランティアその他の関係者との連携に努めなければならないものとすること」(第 105 条の 46 第 5 項) と, センターには地域の機関や団体間での連携ができる体制づくりが求められた.

　そこで, 2012 年 3 月の「地域包括支援センターの設置運営について」の改正で, 地域包括支援ネットワークづくりの具体的な方法として「地域ケア会議」が位置づけられた. しかしながら, ここでの地域ケア会議の位置づけは, 多職種協働による「地域包括支援ネットワーク」を構築するためのひとつの手法として地域ケア会議をセンターなり市町村が主催し, 設置・運営することが考えられる程度のことであった.

　さらに, 地域ケア会議については 2012 年に開催された「介護支援専門員 (ケアマネジャー)の資質向上に今後のあり方に関する検討会」で議論され, 紆余曲折を経ながら, 地域包括ケアの中核機能に理論的に位置づけられていった. 具体的には, 検討会の議論のなかでは, 地域ケア会議の下で, 適正化事業につながる「高齢者の自立支援に資するケアマネジメント支援」を強調する意見と支援困難事例を介しての「地域課題の把握」や「地域支援ネットワークの構築」を強調する意見が併存していた. 外部から地域ケア会議が適正化事業になりかねないとの批判も強くなり, 検討会は混迷を極めていたが, 一定の決着が出たのは, 厚生労働省が 2012 年 11 月の「第 1 回ケアマネジメント向上会議」で示し, 2013 年 2 月に「地域ケア会議に関する Q ＆ A の送付について」を各都道府県介護保険担当課に送った時点である. ここでは, 地域ケア会議に 5 つの機能があることを示すことで, いままでの混乱が納まることになる. 具体的には, 地域ケア会議の機能は, 個別ケースの支援内容の検討による①多職種が協働して個別ケースの支援内容を検討することによって, 高齢者の課題解決を支援するとともに, 介護支援専門員の自立支援に資するケアマネジメントの実践力を高める「個別課題解決機能」, ②高齢者の実態把

握や課題解決を図るため，地域の関係機関等の相互の連携を高め地域包括支援ネットワークを構築する「ネットワーク構築機能」，③個別ケースの課題分析等を積み重ねることにより，地域に共通した課題を浮き彫りにする「地域課題発見機能」，さらに地域の実情に応じて必要と認められるものとしては，④インフォーマルサービスや地域の見守りネットワークなど，地域で必要な資源を開発する「地域づくり・資源開発機能」，⑤地域に必要な取り組みを明らかにし，政策を立案・提言していく「政策形成機能」が示された．ここに，地域ケア会議は支援困難事例を介して，地域の課題を明らかにし，地域づくりをしていくセンターであると位置づけられたことになる．

　これを受けて，2013 年 3 月に「地域包括支援センターの設置運営について」が改正され，上記の内容が記述され，地域ケア会議が不可欠なものとなっていった．さらに，個別ケースの検討を「地域ケア個別会議」で，地域の課題の検討を「地域ケア推進会議」でと，地域ケア会議を 2 つに分ける整理を行ってきた．

　2013 年 1 月の検討会の中間的な整理では，地域ケア会議が介護保険法に法制化し，義務化することになり，急激な展開をしてきた．さらに，2013 年 12 月の社会保障審議会介護保険部会は「介護保険制度見直しに関する意見」で，地域ケア会議を地域包括ケアシステム実現に向けた重要なツールとし，地域ケア会議を実施することを介護保険法に位置づけるべきとした．そして，2014 年 6 月の「医療・介護総合推進法」が成立し，そのなかの「介護保険法」の改正では，115 条の 48 項に，市町村に地域ケア会議を実施することの努力義務が果たせられた．

　遅きに失した感は拭えないが，やっと地域包括ケアシステムの中核である地域の機関や団体がネットワークをつくり，支援困難事例を解決し，そこから生じてくる地域課題の解決に目を向ける段階に入ったといえる．厳しくいえば，センターにとっては確かに個々の業務は進展したであろうが，本質的な機能からすれば失われた 8 年間であったともいえる．

## 6．地域ケア会議が地域包括ケアシステムに寄与すること

　センターが地域包括ケアシステムを推進していく理論的基盤がようやくできたが，センターはここから地域課題を明らかにして，地域の団体や機関による活動を展開させていくことができるであろうか．

　筆者はすでに 1988 年に，図 2-4-1 のようなケアマネジメントと地域のネットワーキングを両極とする地域の仕組みづくりを提案してきた．これはケアマネジメントを実施すれば支援困難事例に遭遇し，それをケアカンファレンス（事例検討会）で解決を図るが，そこから地域の課題が明らかになり，それがケースコミッティ（代表者会議）で検討され，社会資源の開発や改善が図られるとした[3]．こうしたケアカンファレンスやケースコミッティを実施していくためには，地域の機関や団体のネットワークづくりが基盤として必要であるとした．これは，まさにケアマネジャーとセンターが両輪となり，地域づくりを進めていくことである．

　この当時は，在宅介護支援センターを基にケアマネジメントがスタートし始める時期であっ

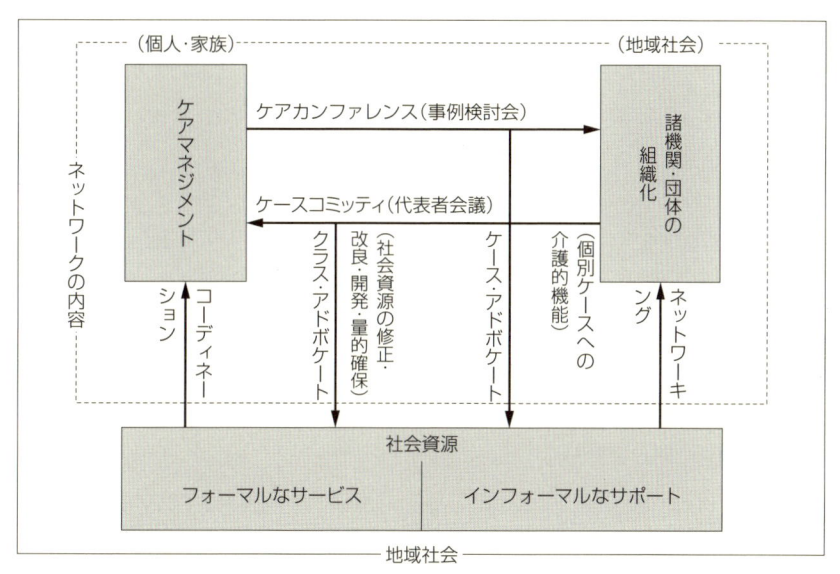

〔白澤政和：要援護老人を支えるネットワーク作り；社会福祉の観点から．老年社会科学，10
（1）：30-41，1988 を一部修正〕

図 2-4-1　地域包括支援センターからのアプローチ

た．ケアマネジメントは個人の課題を基に PDCA（plan-do-check-action；プラン-実行-チェック-行動）サイクルで計画の作成・実施・モニタリングを実施していくことであり，ようやく現在では定着してきたところである．地域の機関や団体のネットワークも，地域の課題を基に PDCA サイクルで計画を作成・実施・モニタリングすることで，地域の団体や機関の地域活動を創設していくことになる．

　ケアマネジメントもそうであったように，センターでは地域の機関や団体のネットワークづくりの必要性は十分に理解できている．ただ，どのようにすれば，地域の課題が抽出でき，さらに地域の課題を充足するためにどのように PDCA サイクルで地域を支援する計画を作成していくかが明確ではない．この具体的な方法については，本稿の「第3章Ⅳ．地域包括ケアシステムと在宅ケア」を参照にしていただきたい．

## 7．まとめ；地域のネットワークづくりを進めていくうえで克服していくべき課題

　センターは地域包括ケアの中核施設として機能し始めようとしているが，そこには克服していかなければならない課題がある．ここでは，Rumbold B. らのいう水平的ネットワークと垂直的ネットワークに分けて課題を提示する[4]．

　第一の課題は水平的ネットワークについてであるが，センターのみが地域のネットワークづくりを行っているのではなく，さまざまな機関がネットワークづくりを行っている．現在，老健局が地域包括支援センターを，一方，医政局は患者を対象に在宅医療連携拠点を（2015年度

より老健局に移管），社会・援護局（障害福祉部）は障害者を対象に基幹型相談支援センターで実施し，それぞれネットワークづくりを行っている．また地域住民を対象にして，市町村では社会福祉協議会が社会・援護局からの補助金等でネットワークづくりを担っている．これらの事業はいずれも地域のネットワークをつくることであり，本来であれば一体的に行われるべきことである．地域のネットワークづくりの目的は「縦割りを横割りにする拠点づくり」であるが，皮肉にも，その源が縦割りで進められている．そのため，市町村においては，日常生活圏域レベルで役割分担をしたり，相互のメリットを生かした協働事業として実施したり等の工夫でもって，地域のネットワークづくりを担っている他機関との調整を進めていくことが必要不可欠である．さもなければ，機関間での「縄張り争い」とよばれる軋轢が生じ，容易にネットワークづくりが進まないことになる．

　歴史的には，地域包括ケアシステムとはよばれてはいないが，地域の団体や機関の連携を目指したネットワークづくりは政策的に失敗を重ねてきている．たとえば，1987年に高齢者サービス調整チームでの実務者会議と代表者会議からなる高齢者サービス総合調整推進会議をつくり，翌年には保健所保健・福祉サービス調整推進事業がつくられ，その関係がうまく調整できず，つくっては潰れ，また別の局・課が実施してきた歴史がある．このような失敗を今回は許されない．それは，きめ細かく日常生活圏域を設定し，ネットワークづくりの中核機関を配置し，さらには介護保険財源の多くが注ぎ込まれているからである．

　第二の課題は，垂直的ネットワークとされるもので，地域の機関や団体やネットワークについては，いくつかの層でのネットワークが必要となる．その基本は地域包括ケアの単位と同じ中学校区である日常生活圏域である．この日常生活圏域のなかで，小学校区圏域を基礎単位としてネットワークづくりができれば有効である．さらには，それと市町村といった行政圏域が異なる場合には，市町村を圏域にし，場合によっては，都道府県の広域圏域でのネットワークも必要になる．

　小さな日常生活圏域でのネットワークほど，インフォーマルな団体が多くを占め，大きな圏域ではフォーマルな組織が多くを占めることになる．そのため，ネットワークづくりは日常生活圏域や小学校区ではセンターが実施するが，大きくなると，行政に委ねられることになる．

　地域の課題に対して日常生活圏域で対応するのか，市町村圏域で対応するのか，さらには広く広域圏域で対応するのかは，地域の課題が特定地域に限定的なものかどうか，地域の課題の充実方法がどのような圏域の団体や組織が関与したほうが容易かどうか，といった観点から整理されなければならない．現状では，1市町村1センターの場合は，日常生活圏域が市町村の行政圏域に相当するが，1市町村複数センターの場合には，日常生活圏域と市町村圏域は異なるため，抽出された地域の課題をどのレベルの圏域単位で対応していくかは，保険者である市町村で対応することが必要になってくる．同時に，そうした圏域で計画された地域活動については，それぞれの市町村で作成される介護保険事業計画やときには地域福祉計画に，また都道府県で作成される介護保険事業支援計画や医療計画に組み込んでいくことも必要になっていく．

　以上，たとえセンターが地域の機関や団体のネットワークづくりに精通できたとしても，そ

こには水平的ネットワークづくりおよび垂直的ネットワークづくりで克服すべき課題があることを示した.

【第2章Ⅳ. 文献】
1）久留米市健康福祉部長寿支援課・介護保険課：介護予防事業分析・評価と課題対応について. 17（2011）.
2）社会保障審議会介護保険部会：介護保険制度見直しの意見. 7-8（2013）.
3）白澤政和：要援護老人を支えるネットワーク作り；社会福祉の観点から. 老年社会科学, **10**（1）:30-41（1988）.
4）Rumbold B, Shaw S：Horizontal and Vertical Integration in the UK：Lessons from History. *Journal of Integrated Care*, **18**（6）:45-52（2010）.

（白澤政和）

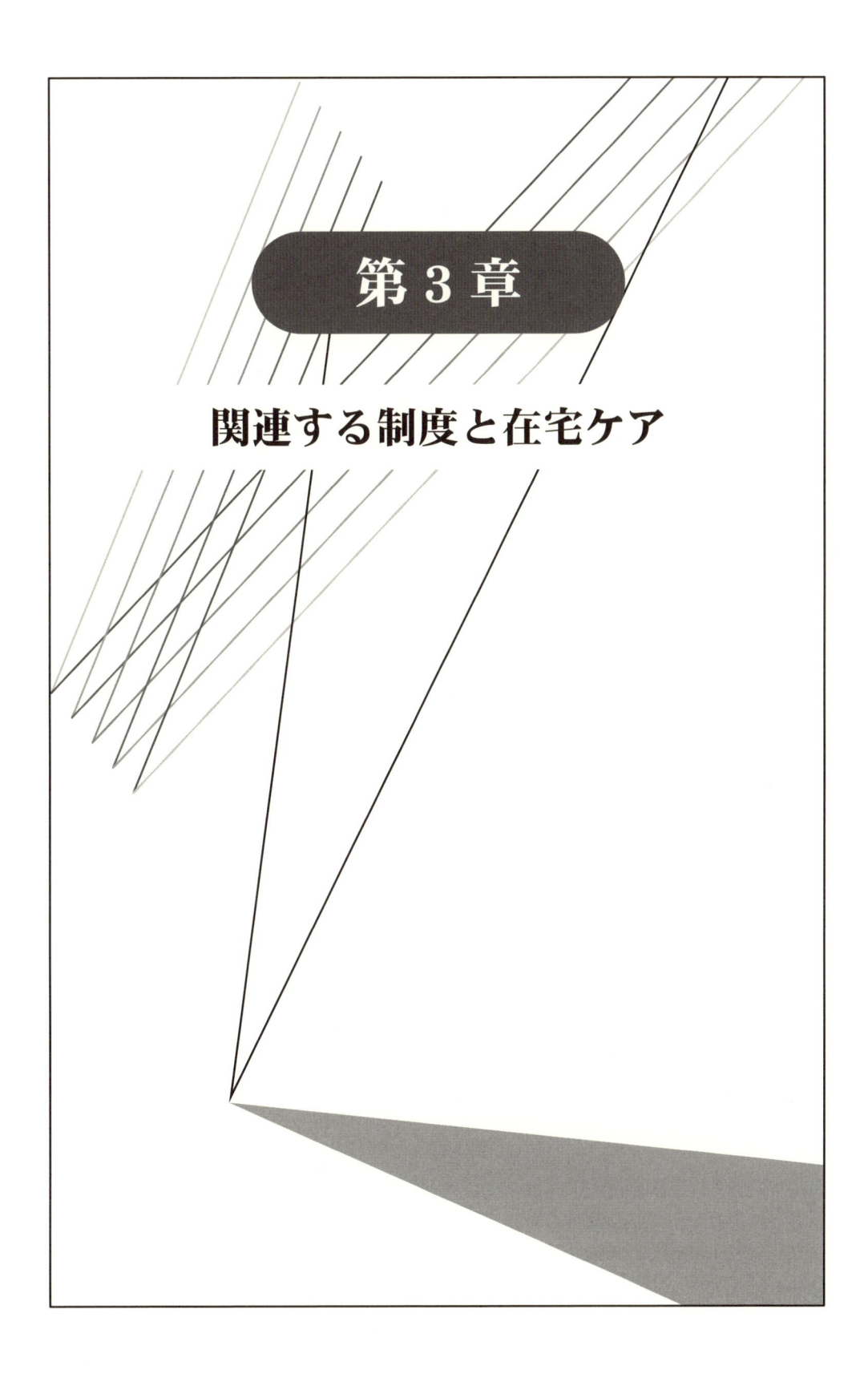

# 第3章

## 関連する制度と在宅ケア

# I. 医療計画と在宅ケア

「医療は，国民自らの健康の保持増進のための努力を基礎として，医療を受ける者の意向を十分に尊重し，病院，診療所，介護老人保健施設，調剤を実施する薬局その他の医療を提供する施設，医療を受ける者の居宅等において，医療提供施設の機能に応じ効率的に，かつ，福祉サービスその他の関連するサービスとの有機的な連携を図りつつ提供されなければならない」．医療を提供する場所として医療提供施設のほか「医療を受ける者の居宅等」という文言を盛り込んだこの条文（第1条の2の2）が医療法に追加されたのは，1992年の医療法改正においてであった．居宅等における医療すなわち在宅医療は，入院医療，外来医療に並ぶ第三の医療ともよばれて，その推進が期待されてきた．在宅医療は在宅ケアの重要な要素であり，在宅医療の充実なくして在宅ケアを発展させることはできない．本稿では，在宅医療をめぐる医療計画やその関連施策の動向を概観する．

## 1．医療法と医療計画

1948年に制定された医療法は，病院，診療所等の医療施設とその施設基準，医療法人等を定めたものだが，1980年代以降，大きな改正が相次いでいる．1985年の第一次医療法改正で，都道府県に医療計画策定が義務づけられた．医療計画では，二次医療圏の設定，医療圏ごとの病床数設定などを行い，それに基づき病床増加に歯止めがかけられることになった．その後，1992年の医療法第二次改正，1997年の第三次改正，2000年の第四次改正を通じて，特定機能病院，地域医療支援病院，一般病床と療養病床というように，病院や病床の機能分化が進められてきた．医療計画の記載でも，医療関係施設相互の機能分担や連携に関する具体的記述を求めるようになった．2006年の第五次医療法改正は，患者への医療情報提供の推進，医療計画の見直しによる医療機能の分化・連携の促進，医療安全の確保，医療法人制度改革などを含んでいた．

医療計画の目的は，都道府県ごとに地域の実情に即した医療計画を策定し，地域全体で切れ目なく必要な医療が提供される体制を構築することである．第五次医療法改正で，医療計画は大きく見直された．国民の健康の保持を図るために特に広範かつ継続的な医療の提供が必要と認められる疾病について，すべての都道府県において医療連携のあり方を医療計画に記載することが義務づけられたのである．その結果，4疾病（がん，脳卒中，急性心筋梗塞，糖尿病）と5事業（救急医療，災害医療，周産期医療，小児救急を含む小児医療，へき地医療）について医療計画に記載することが求められた．

　さらに5年後，2012年度に策定された医療計画（2013年からの5年計画）では必須記載事項に精神疾患と在宅医療が追加され，5疾病5事業および在宅医療に関して医療計画を策定することが義務づけられた．医療計画の詳細は，「医療提供体制の確保に関する基本方針」（平成24年3月22日厚生労働省告示第146号），「医療計画策定指針」（平成24年3月30日医制局長通知），「疾病又は事業ごとの医療体制構築に係る指針」（平成24年3月30日医制局指導課長通知）などで示されている．

## 2. 在宅医療に関する医療計画と関連施策の動向

　「疾病又は事業ごとの医療体制構築に係る指針」には「在宅医療の体制構築に係る指針」が含まれており，医療計画に定める他の5疾病5事業と同様に，在宅医療について，都道府県が達成すべき数値目標や施策等を記載することとした．「在宅医療の体制構築に係る指針」では，医療連携体制のなかで次の4つの機能を実現できるよう，在宅医療を担う医療機関等の役割を充実・強化することを求めている．

　第一は退院支援の機能である．入院医療機関と在宅医療に関わる機関の円滑な連携により，切れ目のない継続的な医療体制を確保することが目指される．

　第二は日常の療養支援の機能である．患者の疾患，重症度に応じた医療，緩和ケアを含む医療が，多職種協働により，患者が住み慣れたところでできる限り生活が継続できるように，継続的，包括的に提供される．

　第三は急変時の対応機能である．在宅療養者の病状の急変時に対応できるよう，在宅医療を担う病院・診療所，訪問看護ステーションおよび入院機能を有する病院・診療所との円滑な連携による診療体制を確保することが含まれる．

　第四は看取りの機能である．住み慣れた自宅や介護施設等，患者が望む場所での看取りを行うことができる体制を確保することが目指される．

　2012年度は，医療計画の策定のほかにも在宅医療・介護の推進に向けた施策が進展した年であり，厚生労働省は「在宅医療・介護あんしん2012」[1]という文書を出し，その内容を説明している．そこでは「施設中心の医療・介護から，可能な限り，住み慣れた生活の場において必要な医療・介護サービスが受けられ，安心して自分らしい生活を実現できる社会を目指す」という目標を立て，横断的に在宅医療・介護を推進すると述べ，「在宅医療連携拠点事業」「地域ケア多職種協働推進事業」などの施策を実施することが示された．

　「在宅医療連携拠点事業」については後述するが，在宅医療を提供する機関等を連携拠点として，多職種協働による在宅医療の支援体制を構築し，医療と介護が連携した地域における包括的かつ継続的な在宅医療の提供を目指すものである．

　「地域ケア多職種協働推進事業」は，在宅医療では医師，歯科医師，薬剤師，看護師，リハビリ職種，ケアマネジャー，介護職などの医療福祉従事者が，お互いの専門的な知識を生かしながらチームとなって患者・家族をサポートしていく体制を構築することが重要であるため，国

が都道府県リーダーを育成する研修を行い，都道府県リーダーが地域リーダーを育成し，地域リーダーが各市町村で研修を実施するというものである．

　その後，2013 年には，社会保障審議会医療部会と介護保険部会において，それぞれ医療法改正，介護保険法改正に向けた議論と意見の取りまとめが行われ，2014 年にはこれらの法律改正と診療報酬の改定を通じて，さらに在宅医療の基盤整備が進められることになった．

## 3．在宅医療連携拠点事業とその成果

　厚生労働省は，2012 年度に約 21 億円の予算を組んで，全国 105 か所のモデル地区において在宅医療連携拠点モデル事業を実施した．多職種協働による在宅医療の支援体制を構築し，医療と介護が連携した地域における包括的かつ継続的な在宅医療の提供を目指す事業である．在宅医療連携拠点としては，在宅療養支援病院・診療所，訪問看護ステーション，郡市区医師会などが想定された．連携拠点に配置されたケアマネジャーの資格をもつ看護師と MSW（medical social worker；医療ソーシャルワーカー）等が地域の医療・介護を横断的にサポートすることで，疾患をもちながらも住み慣れた地域で自分らしくすごすことが可能となることを目指す活動を行った．モデル事業では，在宅医療連携拠点が行う事業として，①多職種連携の課題に対する解決策の抽出，②在宅医療従事者の負担軽減の支援，③効率的な医療提供のための多職種連携，④在宅医療に関する地域住民への普及啓発，⑤在宅医療に従事する人材育成の 5 点が挙げられた．

　このモデル事業の成果は国立長寿医療研究センターのホームページや同センターが出した『在宅医療・介護連携のための市町村ハンドブック』[2]にまとめられている．ハンドブックでは，事業を推進していく責任主体を市町村とし，実際の連携拠点としての活動を担う地域の医師会（郡市区医師会）との協働を推進することを求めている．図 3-1-1 は，市町村が在宅医療・介護連携の事業を進めていくためのフローチャートである．図の②の関係機関への訪問・事業説明・協力依頼に関連して，「まずは，他の職能団体との調整に先立ち，郡市区医師会において当該市町村の在宅医療の推進を担当する役員等に市町村としての政策を十分説明した上で，活動への参加とその進め方について丁寧に調整を進める．さらに，毎月等定期的な会合の開催等を通じて，地域医師会と市町村において，現状や課題を共有し，日常的に相談のできる関係を確立することが望ましい」と述べている．

## 4．2014 年の医療法と介護保険法の同時改正

　高齢者のもつ疾病には次のような特徴がある．生活習慣病に代表される慢性疾患が多い，それらの疾病は高齢者で罹患率・有病率が高い，複数の疾病が併存している，廃用症候群や要介護状態を合併しやすい，などである．こうした特徴をもつ疾病に対しては，保健，医療，リハビリテーション，介護などが連携した対応が必要なことから，地域包括ケアシステムの実現が

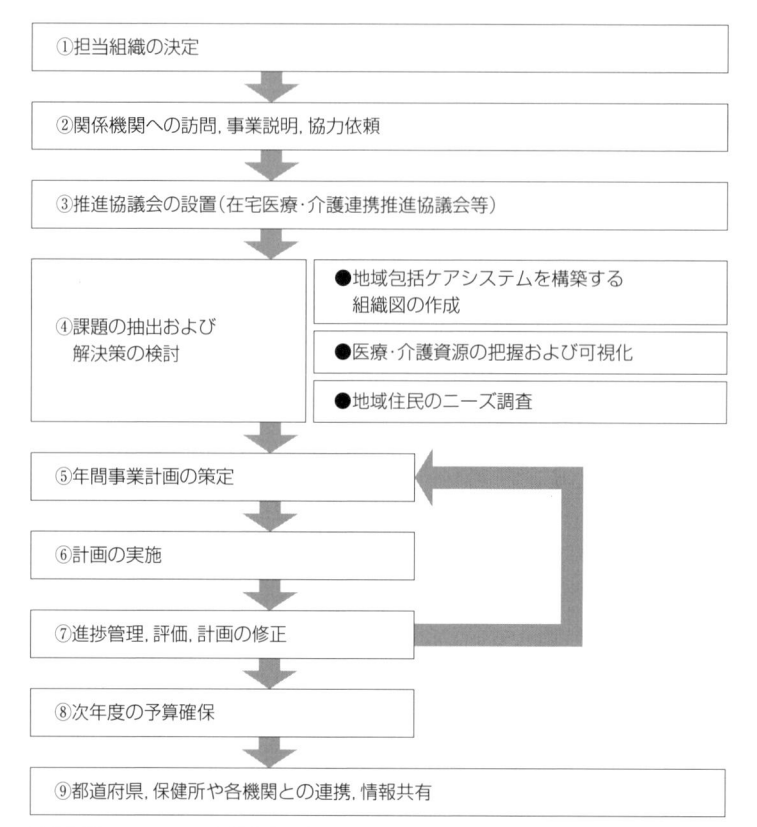

①担当組織の決定

②関係機関への訪問, 事業説明, 協力依頼

③推進協議会の設置(在宅医療・介護連携推進協議会等)

④課題の抽出および
解決策の検討

●地域包括ケアシステムを構築する
組織図の作成

●医療・介護資源の把握および可視化

●地域住民のニーズ調査

⑤年間事業計画の策定

⑥計画の実施

⑦進捗管理, 評価, 計画の修正

⑧次年度の予算確保

⑨都道府県, 保健所や各機関との連携, 情報共有

地域包括ケアシステムを構築する組織図とは, 地域を構成する資源やつながりを可視化させたものである. 現状においても組織図を作成することで連携状況が把握しやすくなる.
注 平成23, 24年在宅医療連携拠点事業より得られた各種報告書等を基に有識者より指導助言を得たうえでとりまとめ作成されたものである.
〔国立長寿医療研究センター:在宅医療・介護連携のための市町村ハンドブック(平成25年12月)(http://www.ncgg.go.jp/zaitaku1/pdf/handbook/handbook2013.pdf, 2013.12.31)〕

図 3-1-1 市町村での在宅医療・介護連携の事業取り組みのフローチャート

要請されている. 医療の側面からは, 急性期医療からの早期かつ円滑な在宅への復帰を可能とする体制整備, 介護保険と連携した在宅医療の充実, 在宅等での看取りの体制強化などが, 地域包括ケアシステムの構築のために重要となる.

医療・介護の連携は, 従来から問われ続けてきた課題である. しかし, 医療保険と介護保険とに制度が分かれ, それを担う専門職が異なることもあり, 多職種間の相互理解や情報の共有がなされていない現状が続いている. 地域包括支援センターが創設され, 定期巡回・随時対応型訪問介護看護や複合型サービスなどの新サービスが導入されてきたのも, 医療と介護の連携を進めるための施策といえるが, 地域全体に行き渡る医療・介護の連携体制づくりは, これから対応していかなければならない課題である.

これまで医療提供体制の整備のために, 都道府県が主体となって, 二次医療圏や三次医療圏の範囲で医療計画を策定し, その方向性や目標を定めてきた. しかし, 在宅医療・介護の連携

については，介護に関する施策の主体が市町村であり，地域包括ケアシステムの構築でも市町村の主導が期待されていることから，市町村を主体に進めていく必要がある．とはいえ，市町村行政にはこれまで医療に関する計画や施策の経験は乏しい．2014 年の医療法と介護保険法等の同時改正（「地域における医療及び介護の総合的な確保を推進するための関係法律の整備等に関する法律」）では，市町村が，国と都道府県の支援の下，地域の医師会等と連携しつつ，在宅医療と介護の連携体制づくりに取り組むことを制度化しようとしている．同時に，二次医療圏での入院病床の機能分化やその適正化に向けた施策も導入された．

## 5．医療法改正，介護保険法改正により導入された新たな施策

　2014 年の第六次医療法改正により，病床機能の報告制度および医療ビジョンの導入によって，二次医療圏等での入院病床の機能分化やその適正化，在宅医療の充実に向けた施策が強化された[3]．また，医療と介護の連携の強化，認知症の人の支援策の強化に向けて介護保険法も改正され[4]，併せて新たな施策が導入された．以下，こうした施策の概要を述べる．

### 1）病床機能の報告制度
　医療機関が，その有する病床（一般病床および療養病床）において担っている医療機能の現状と今後の方向を選択し，病棟単位を基本として，都道府県に報告する仕組みを，医療法上の制度として設けた．医療機能の名称は高度急性期機能，急性期機能，回復期機能および慢性期機能の 4 区分とし，一般病床と療養病床を有する医療機関は，各医療機能の内容に照らして病棟ごとに 4 つの機能のなかからいずれか 1 つを選択して，都道府県に報告する．医療機関から都道府県に報告された情報については，患者・国民に分かりやすい形で公表し，患者・国民の医療機関の選択に資する．

### 2）地域医療ビジョン
　都道府県において，その地域にふさわしいバランスのとれた医療機能の分化・連携を進め，医療資源の適正な配分を図ることにより，今後，高齢化の進展により増大する医療・介護サービスの需要に対応できる地域医療提供体制を構築するために，地域医療ビジョン（地域医療構想）を策定する．地域医療ビジョンは，地域の医療需要の将来推計や病床機能報告制度により医療機関から報告された情報等を活用し，二次医療圏等ごとに，各医療機能の将来の必要量等を含む地域の医療提供体制の将来の目指すべき姿を示すもので，医療計画の一部として策定する．国は，地域医療ビジョンの策定のためのガイドラインを 2014 年度末に作成した．
　2014 年度中に病床機能報告制度を開始し，これにより報告された内容を踏まえて，国において作成された地域医療ビジョンのガイドラインを基に，2015～2016 年度にかけて都道府県は地域医療ビジョンを策定する．地域医療ビジョンは，医療計画と同様に，医療法の規定に添って，医師会，歯科医師会，薬剤師会，医療審議会および市町村の意見を聴くとともに，病院団体を

含めた幅広い関係者の参画も得ながら策定する．その内容は，医療機能の分化・連携および地域包括ケアシステムの構築に資する在宅医療を適切に推進していく観点から定期的に見直す．地域医療ビジョンによって，二次医療圏等ごとの将来の医療需要と各医療機能の必要量が示される．医療機関による自主的な取り組みや医療機関相互の協議を実効的なものとし，機能分化・連携を進め，地域医療ビジョンに示された必要量に向けて病床数を収斂させていく．

### 3）在宅医療の充実

　在宅医療の提供体制は，在宅医療を受ける患者の生活の場である日常生活圏域での整備が必要であることから，国，都道府県の支援の下，市町村が主体となって地域の医師会，歯科医師会，薬剤師会および看護協会等と協働して推進する．

　地域包括ケアシステムの構築に必要となる在宅医療の提供体制（在宅医療を担う病院，診療所，薬局および訪問看護事業所等）については，市町村の意向を踏まえ，都道府県と市町村で協議を行い，都道府県は，市町村間の調整および分析を行ったうえで，適切な圏域を設定し，医療計画のなかに在宅医療の提供体制の整備目標を定める．

　都道府県は広域的に対応する必要がある調整等について保健所を通じて市町村の支援を行う．また，市町村や地域の医師会，歯科医師会，薬剤師会および看護協会等において，医療と介護の連携体制の構築を進めるにあたり，各市町村で中心的役割を担うリーダーや医療と介護に精通した連携のコーディネーターとなる人材育成等が必要であり，その支援を行っていく．

### 4）医療と介護の一体的推進のための医療計画の策定

　医療・介護サービスの提供体制の一体的な整備を進めるため，介護保険事業支援計画との整合性および一体性の確保の観点から以下の見直しを行う．①国が定める医療計画の基本方針および介護保険事業支援計画の基本指針を整合的なものとする．②医療計画と介護保険事業支援計画の計画期間がそろうように，2018 年度以降，医療計画の計画期間を 6 年に改め，在宅医療など介護保険と関係する部分は中間年（3 年）で必要な見直しを行う．③在宅医療の提供体制や在宅医療と介護の連携を推進するため，地域医療ビジョンのなかで市町村等ごとの将来の在宅医療の必要量を示し，在宅医療を担う医療機関や訪問看護等の提供体制に関する目標や役割分担，病状の変化に応じた病床の確保のあり方等を医療計画に盛り込む．また，在宅医療と介護の連携等に関する市町村の役割を医療計画のなかにおいても明確に位置づける．

### 5）介護保険法の改正による地域支援事業の拡大

　地域支援事業は 2005 年改正で創設された制度である．保険者である市町村が，要介護状態の人に対する介護給付，要支援状態の人に対する予防給付といった個別給付とは別に，事業という形で，高齢者ができる限り地域において自立した日常生活を営むことができるよう支援するためのサービスを提供するものである．地域支援事業には，これまで介護予防事業および包括的支援事業（「介護予防ケアマネジメント業務」「総合相談支援業務」「権利擁護業務」「継続的・

包括的ケアマネジメント支援業務」を含む）などが含まれていた．地域支援事業には保険料財源も投入され，介護保険特別会計から費用が支出されている．

2014年の介護保険法改正では，これまで要支援状態の人に対して個別給付として提供されていた訪問介護と通所介護を地域支援事業に移行させ，「介護予防・日常生活支援総合事業」のなかで支援していくことになった．また，包括的支援事業のなかに，「在宅医療・介護連携の推進事業」「認知症施策の推進」「地域ケア会議」を新たに盛り込んだ．

在宅医療・介護連携の推進事業については，地域支援事業の包括的支援事業のなかに位置づけ，市町村が中心となって地域の医師会等と連携しつつ取り組む．現行制度では，包括的支援事業を委託する場合は，事業のすべてについて地域包括支援センターに一括して委託することとされているが，この業務は医療に関する専門的な知識と経験が必要であることから，これを適切に実施できる事業体に，他の事業とは別に委託できる仕組みとする．円滑な事業の実施のために2015年度から施行し，市町村の準備期間を考慮して順次実施することとし，2018年度にはすべての市町村で実施する．小規模市町村では事業の共同実施を可能とする．

認知症施策の推進についても，地域支援事業の包括的支援事業に位置づけて，市町村が「認知症初期集中支援チーム」や「認知症地域支援推進員」の設置などに取り組む．2018年度にはすべての市町村で実施し，小規模市町村では共同実施を可能とする．

さらに地域ケア会議に関しても，地域支援事業の包括的支援事業の一環として介護保険法に位置づけるとともに，介護支援専門員の協力や守秘義務の取り扱い等について制度的な枠組みを設け，いっそうの推進を図ることとなった．

【第3章Ⅰ．文献】

1) 厚生労働省医政局指導課在宅医療推進室：在宅医療・介護あんしん2012（http://www.mhlw.go.jp/seisakunitsuite/bunya/kenkou_iryou/iryou/zaitaku/dl/anshin2012.pdf, 2013.12.31）．
2) 国立長寿医療研究センター：在宅医療・介護連携のための市町村ハンドブック（平成25年12月）（http://www.ncgg.go.jp/zaitaku1/pdf/handbook/handbook2013.pdf, 2013.12.31）．
3) 社会保障審議会医療部会：医療法等改正に関する意見（平成25年12月27日）（http://www.mhlw.go.jp/file/04-Houdouhappyou-10801000-Iseikyoku-Soumuka/0000033981.pdf, 2013.12.31）．
4) 社会保障審議会介護保険部会：介護保険制度の見直しに関する意見（平成25年12月20日）（http://www.mhlw.go.jp/file/05-Shingikai-12601000-Seisakutoukatsukan-Sanjikanshitsu_Shakaihoshoutantou/0000033066.pdf, 2013.12.31）．

（黒田研二）

# II. 障害者政策と在宅ケア

　この稿では，1981年の国連障害者年以降のわが国の障害者政策の展開および2000年の介護保険制度以降の高齢者政策の展開等を踏まえて，わが国の「在宅ケア」と「地域自立生活支援」の展開・展望を考察した．とりわけ，わが国の2014年の障害者権利条約の批准を踏まえて，今後わが国の「在宅ケア」の展開は，「医学モデルから社会関係モデルへのパラダイム・チェンジ」という条約の理念に基づいて，地域で生活する障害者・高齢者のエンパワメントをこそ支援すべきことを明らかにした．

## 1．わが国における障害者政策の展開

　図3-2-1は，わが国の障害者政策の展開を示したものである．その特徴は3つある．
　（1）外圧を使った施策の展開
　1970年代の脳性麻痺者による「青い芝の会」運動等があったものの，障害者を市民的権利の主体として明確に位置づけ，わが国の障害者施策の展開を促したのは，1981年の国際障害者年とそれを踏まえた1983〜1992年の「国連障害者の10年」であった．その間，わが国は，国際障害者年の理念である「障害者の完全参加と平等」を目指して，障害基礎年金の確立や，グルー

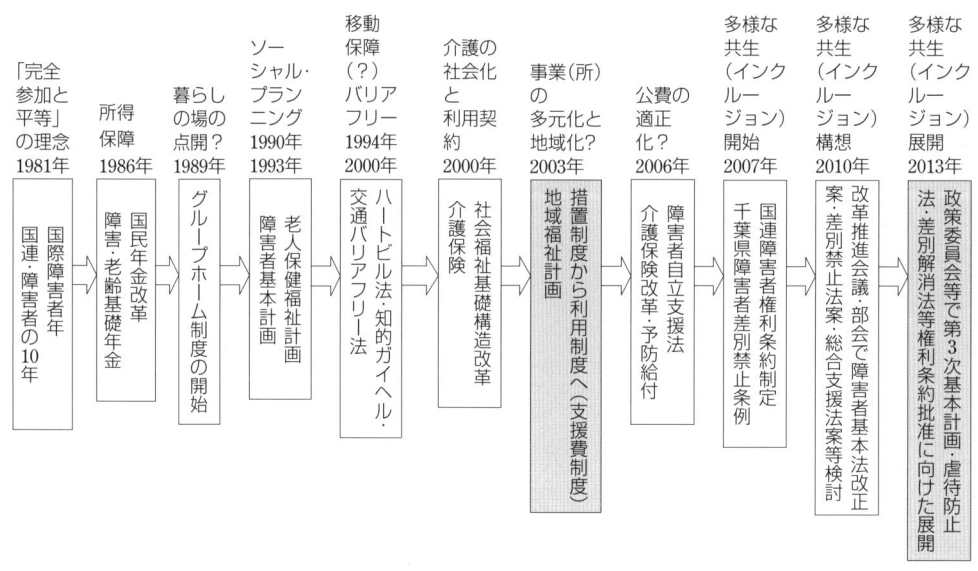

図3-2-1　わが国の障害者政策の展開

プホーム制度の開始や市町村障害者計画の策定さらには，福祉のまちづくり条例や各種バリア
フリー法を構築していった．

そして，今度は，2006年12月の国連障害者権利条約の採択とわが国の批准に向けた一連の
政策展開である．2010年には障害者基本法を改正し，2011年障害者総合支援法，2012年障害
者虐待防止法，2013年障害者差別解消法，2013年障害者雇用促進法改正，2013年学校教育法
施行令改正といった一連の政策展開を経て，2014年1月に国連事務局に寄託を行い，批准は成
立した．

このように，わが国の障害者政策の大きな転換は，外圧を契機（活用）していることが分か
る．

(2) 2000年までは，地域自治体での先駆的実践が国の制度・政策として展開

たとえば，1989年の知的障害者グループホーム制度の開始以前に，西宮ではそれに取り組ん
でいる活動が存在していた．また1992年の大阪府福祉のまちづくり条例が，1994年の国のハー
トビル法に大きな影響をもたらしたことは周知のとおりである．さらに知的障害者のガイドヘ
ルパー事業も，現在の金銭管理支援を中心とした日常生活自立支援事業も，大阪から始まった
事業である．このように，2000年までは，障害当事者の地域生活に必要なさまざまな支援施策
をまずは地域自治体が先駆的に取り組み，それを国が全国的に普遍化するために法制化するこ
とが一般的であった．

(3) 2000年の社会福祉基礎構造改革以降は介護保険制度前提の障害者政策の展開

介護保険の制定は，これまで貧弱であったわが国の高齢者福祉政策を一挙に国際的に恥ずか
しくないレベルにまで高めた画期的な政策であったことはまちがいない．唯一まちがいがあっ
たとすれば，それは，北欧のような知的障害等のノーマライゼイションやアメリカ等の重度障
害者の地域自立生活運動の洗礼を踏まえたものではなかったことである．

衆知のように，介護保険の口火を切ったといわれる1994年の「高齢者介護・自立支援システ
ム研究会報告」は，「今後は，重度の障害を有する高齢者であっても，例えば車イスで外出し，
好きな買い物ができ，友人に会い，地域社会の一員として様々な活動に参加するなど，自分の
生活を楽しむことができるような自立した生活の実現を積極的に支援することが，介護の基本
理念として置かれるべきである」と高らかにうたった．ここでは，介護の基本的理念として「支
援を使って地域社会で様々な活動を楽しむ自立生活モデル」が語られている．この自立生活モ
デルは，アメリカや日本の重度身体障害者が，専門家主導の医療・リハビリテーションモデル
との対決のなかから作り上げた自己決定に基づく社会生活モデルである．残念ながら，このう
たい文句は，空念仏に終わるわけだが，それ以降も理念展開は続いた．

2003年の「高齢者の介護研究会報告書」では「通常，私たちは自宅で生活をしている．自宅
とは，私たち自身が主人公である世界である．自宅であれば，介護が必要になった時でも，人
は，自分自身で立てたスケジュールに沿って日常生活を営むことができる．朝何時に起きるか
は自分の自由であるし，食事を摂るか摂らないか，何を食べるかも自分自身で決めることがで
きる．（手助けさえあれば）買い物に出かけることもできる．家族や友人たちとおしゃべりを

し，夜更かしすることもできる．自宅の良さとは，介護が必要になった時でも，介護のために自分の生活や自由を犠牲にすることなく，自分らしい生活を続けることができる点にある．日常生活における自由な自己決定の積み重ねこそが『尊厳ある生』の基本であり，在宅での生活であれば当たり前のことである．だからこそ，多くの人は自宅での生活・在宅での介護を望むのである」とうたっている．ここでは，コントロールされた施設生活に対して，自宅の自由な生活が強調されている．

筆者には，この表現と「高齢者介護・自立支援システム研究会報告」の「車イスで外出し，好きな買い物ができ，友人に会い，地域社会の一員として様々な活動に参加するなど，自分の生活を楽しむ」とは微妙に違っているように思える．つまりは，地域社会でさまざまな活動に参加して楽しむ社会的自立主体のイメージがなくなっている気がするのである．もっと「在宅—デイサービス—施設」という枠組みを超えた地域生活支援や社会参加支援のビジョンがなければ，障害者と高齢者の連帯も，両者を包括するケア概念も，地域生活支援保険の構想もわきようがないと思われる．

さて，問題は，2000年の厚生労働省の総決算としての介護保険以降は，障害者政策もそれに引っ張られる形となったことである．確かに，介護保険制度は，サービスの支給決定の仕組み，ケアマネジメントの仕組み，サービス供給体制の仕組み，保険制度，どれをとっても一大プロジェクトであり，そこに費やされた総費用やエネルギーを思うと，他の政策がそれに引っ張られるのは，無理からぬようにもみえる．しかし，サービス支給決定にしろ，ケアマネジメント制度にしろ，他の国々の基本は，自治体ソーシャルワーカーによるアセスメントが基本であり，民間に委託した訪問調査員やサービス提供事業者ベースのケアマネジャーではない．まして，教育や就労や余暇等の社会参加・参画が生活の中心となる障害児・者の場合には，その身体介護の程度に基づいた介護度によって決められた「在宅—デイサービス—施設」という枠組みのなかでサービスを選択する介護保険方式の弊害はより大きくなる．本人中心の相談支援における本人の自己決定支援や自己選択支援とは，決してどの事業所のどのサービスを選択するのかということではない．ましてサービス提供事業者ベースのケアマネジャーによる「在宅—デイサービス—施設」という枠組みのなかでのサービスの選択ではあり得ない．これは，日本の高齢者が，自分の要支援・介護期や終末期の生き様についてある程度のイメージをもち得ていることが前提だというのであれば，その前提はまちがっており，それであれば，「在宅—デイサービス—施設」という枠組みそのものがまちがっていることになる．「車イスで外出し，好きな買い物ができ，友人に会い，地域社会の一員として様々な活動に参加するなど，自分の生活を楽しむ」ことに対する支援が，その基本になければなるまい．障害者の相談支援制度やサービス支給決定制度が，コンピュータによる一次判定に基づく支援区分と区分ごとの支給限度額の設定や，計画相談にのみ単価が発生する相談支援制度等に苦しみながらも本人中心の基本相談をその本分とし，本人中心支援計画（サービス等利用計画）を踏まえた「本人の希望する社会参加と役割」に基づくサービス支給決定量についての裁量を自治体に認めているのは，それが，障害者・高齢者全体の基本理念だからであり，介護保険がその基本理念をお題目化しているか

らである.

　介護保険が高齢者からスタートしたのは,　老人病院や在宅での高齢者の悲惨な状況がクローズアップされたからであるが,　ますます深刻化するこの問題について,　壮大な体系の構築を行った関係者の先見の明は評価に値する.　ただ,　わが国の比較的おとなしい高齢者を前提とした制度設計であり,　やりやすいところから始めてしまうとほころびは大きくなる.

　障害者施策は2000年までは自治体間の格差が大きかったこともあり,　厚生労働省が障害程度区分や相談支援制度等を活用して,　普遍化を図ろうとしたことは理解できる.　また,　裁量的経費を義務的経費化するための努力も無視できない.　しかし,　相談支援や移動支援やコミュニケーション支援や地域活動支援等の社会参加・参画に要する支援を,　ナショナルミニマムを設定せずに地域生活支援事業に押し込めてしまったのは,　介護保険との関係が露骨でいただけない.

　いうまでもなく,　障害者支援施策の基本は社会参加・役割支援である.　社会参加に必要な,　障害ゆえに余分にかかる支援サービスを必要な合理的配慮として認めずに,　医療や身辺介護や生活費保障（保護）のみを支援施策としてしまえば,　インクルーシブ社会はその基盤を失い,　多くの障害者・高齢者は援助を要する依存的弱者とみなされて,　多様で多彩で活力のある社会を創出する参加主体とはみなされなくなってしまう.

　これは,　支援サービスを必要とする障害者・高齢者を社会的自立のできない支援サービスに依存する存在として捉え,　社会的自立を「支援サービスを使わなくなること」と考える旧態依然たる医療・訓練モデルの「身辺自立」「職業自立」理解でしかない.

　そうではなく,　インクルーシブ社会をその社会の基本理念とするのであれば,　すべての市民がその社会参加に必要な支援としての合理的配慮を前提として（「障害者権利条約」では,　社会参加に必要な合理的配慮を行わないことは差別とみなされる）,　その支援によって一般就労する者は一般就労し,　それが現状では困難な者は普遍的支援施策と合理的配慮を活用しながら,　多様な社会参加（＝自立生活）をしていくことになる.　そのことによって,　21世紀後半には,　その人口割合が過半数に達するわが国の障害者と高齢者が社会のお荷物などではなく,　活力ある社会創出主体として活躍できることになろう.

　図3-2-2は,　そのことを図示したものである.　要は,　バリアフリー環境や情報保障や普遍的社会保障といった基盤整備もなしに,　障害者や高齢者等に社会参加・社会貢献を求めても,　居住や移動もままならない状況では,　自由に働いたり,　消費したり,　学習したり,　ボランティアしたりはできないということであり,　さらに,　2013年の「障害者差別解消法」においては,　社会参加に必要な個別の合理的配慮が社会に求められているのである.　支援サービスを必要とする高齢者は,　いうまでもなく障害者でもあり,　障害者差別解消法の対象に含まれる.

## 2.「在宅ケア」と「地域自立生活支援」の展望

　在宅ケアについて,　亀井智子は「急速に少子超高齢社会となったわが国において,　施設収容

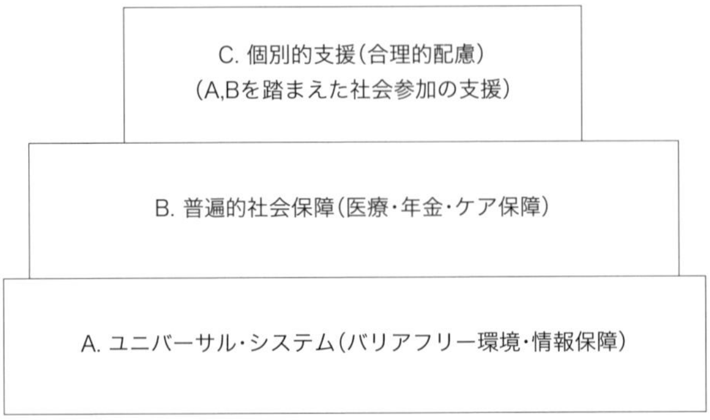

C 合理的配慮は，A 基礎的環境整備，B 普遍的社会保障が前提

図 3-2-2　障害者・高齢者を含むすべての市民への支援の 3 層
　　　　　構造

型のケアから，住み慣れた家庭・地域で最期まで暮らし続けることのできる在宅ケアへの転換…(略)…利用者・家族を中心に据えた，学際的チームによる継続的・重層的でシームレス（切れ目のない）なアプローチ…(略)…地域や在宅で生活することを望み，医療や看護，介護，リハビリテーション，教育などへのニーズをもつあらゆる世代の人々に対し，保健・医療・福祉・介護・教育・行政等の専門職がチームとなって，1 人ひとりのニーズに合った地域・在宅での生活や療養環境を整え，安心・安全に生活を送ることができるためのケアとそのシステム作り……」（日本在宅ケア学会ホームページ「理事長あいさつ」）と述べている．

　包括的な理解・説明であるが，気になることがある．図 3-2-3 をみながら，考えてみよう．

　たとえば，日本在宅ケア学会の英語表記は The Japan Academy of Home Care であるが，アメリカでこのような学会があるのを聞いたことがない．存在するのは，在宅医療や在宅看護の学会である．筆者は 2000 年以前のアメリカのことしか知らないが，ホームケアとは一般に在宅医療関係者による，入院治療モデルに対する在宅医療モデルを意味していたように感じられた．

　在宅ケアは「各種の専門職による学際的チーム」といいながら，その理事構成を含めて，極めて医療・看護モデル的な側面を有しているのではないかと思われる．それが一概に悪いということではないが，それが悪しき「医療モデル」や「専門職主導モデル」を脱しているかが問題となる．

　周知のように，2014 年にわが国も批准した「障害者権利条約」の示す「医学モデルから社会関係モデルへのパラダイム・チェンジ」は，「医学的診断等による個人の病理・機能障害把握（あんたが問題！）から，本人の人間関係・社会関係の障壁（バリア）が生み出す市民生活・参加の制限・排除の把握と，必要な支援や合理的配慮の展開（みんなで何とかしよう！）」を意味する．

　障害者支援でいえば，入所・入院モデルに相対するモデルは，「地域自立生活（支援）モデル」であろう．図 3-2-3 は，そのモデルを図示したものである．入所施設（病院）は，図 3-2-3 にもあるように，本人自身では管理できない本人たちの日常生活を強制的に管理し，本人自

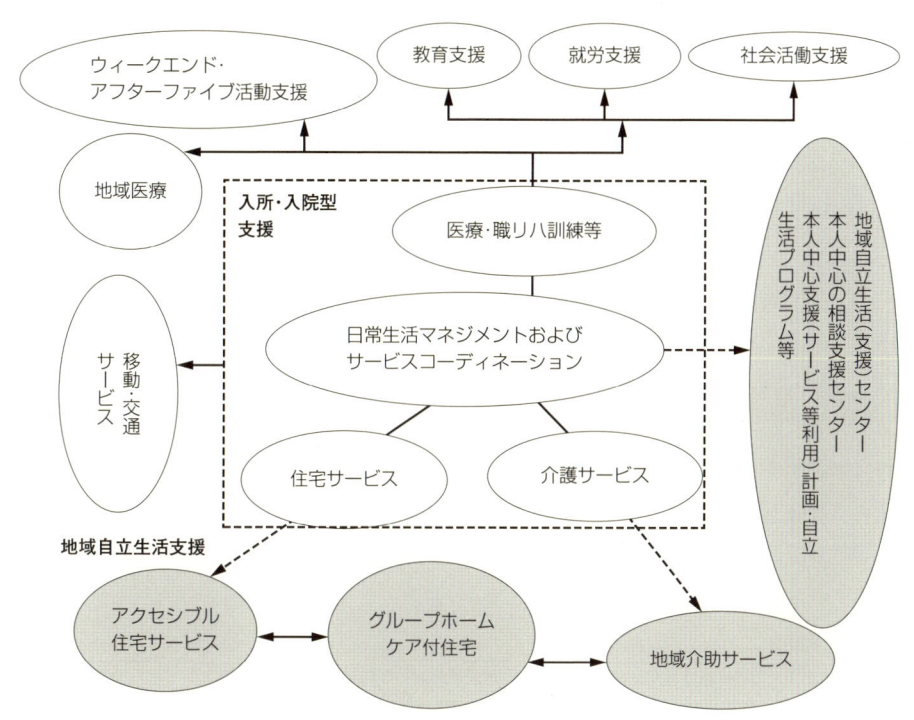

図 3-2-3　入所・入院型支援と地域自立生活支援

身ではコーディネーションできない3種類のサービスを画一的にコーディネーションすることによって，トータルに生活を支援しているところと思われている．

　ところが，実際はその強制と画一化のために，地域で生活する際にもっとも必要な，意識的・無意識的に一定の緊張感をもって自分の体調を維持・管理し，自分の日常生活を自分で組み立てて，自分に必要なサービスをコーディネーションする力（セルフケアマネジメント）が，支援されるどころか，奪われてしまっている．

　たとえば，自分の日常生活の諸活動を自分で組み立てる「時間管理」やそのために必要な費用を月々の生活費との関係で調整する「金銭管理」「服薬管理」（not 投薬管理）などが，身につかないどころか阻害されている．また，社会的にも生理的にも，非社会的無菌状態に置かれているために，自己治癒力も抵抗力も摩滅し続けやすい．

　それゆえに，図3-2-3にもあるように，そのことを支援する自立生活センターの自立生活プログラムや，本人中心の相談支援センターの本人中心支援（サービス等利用）計画等が必要となるが，施設・病院内でそれをすることは不可能である．同じ職員や同じ管理システム，同じ環境・雰囲気のなかで，ある部分だけ本人の自己管理を徹底することなど，絵に描いた餅でしかない．

　また，図3-2-3にもあるように，地域自立生活支援の選択肢は当然入所・入院支援よりも豊富であり，その豊富さが本人の人生の豊かさを保障する．

　「在宅ケア」の理念は，この「地域自立生活支援」の理念と重なる部分がある．確かに，入

138

所・入院支援は，本人がそれまで有していた人間関係・社会関係から切り離されることで，「支援関係を含む様々な人間関係・社会関係の中で，本人の参加や役割を価値あらしめること及びそのプロセス」である「エンパワメント」が阻害されるだけでなく，一方的な専門職管理を受けやすい．では，「在宅ケア」や「地域ケア」では，その心配はないのであろうか．

　Finkelstein V. によれば，「地域サービスでは，障害者の生活に対する，専門家の評価や介入の範囲は，医療モデルよりも，拡大する．このことは，専門家が目立つこと無く，障害者は自分で決めることがほとんど残されていない状態に追い込まれることを意味する．地域のサービス提供者は，地域生活に必要な住宅改造や福祉機器のたぐいから，人間関係やセックスの悩みのアドバイスにいたるまで，なんでも提供してしまう」[1]ということにもなりかねない．

　われわれが，「在宅ケア」や「地域支援」ではなく，「地域自立生活支援」というのは，そのような「専門職主導モデル」ではなく，本人の自己決定（支援）に基づく，「支援関係を含むさまざまな人間関係・社会関係のなかで，本人の参加や役割を価値あらしめることおよびそのプロセス」である「エンパワメント」支援をこそ，その基本理念としているからにほかならない．

【第3章II．文献】
1）Finkelstein V：Disabling Barriers-Enabling Environments. 115, SAGE,(1993)

（北野誠一）

# III. 在宅ケアと権利擁護

　ケアが必要な状況にある者にとって，どのようなケアが提供されるかは，生活の質を決定するうえできわめて重要であり，劣悪なケアはケア対象者の尊厳を損なうだけでなくときに生命をも脅かすものとなる．ケアを提供する者はケア対象者の権利を擁護する視点を忘れてはならない．ここでは社会福祉基礎構造改革と権利擁護施策について主に扱う．特に，日常生活自立支援制度と成年後見制度，サービスの質の向上と評価に焦点を当てた．また，虐待の防止もケア対象者の権利を擁護するうえで欠かせないものであり，高齢者虐待と障害者虐待についても述べた．

## 1. ケアと人権

　21世紀は「人権の世紀」といわれる．すべての人々の人権が尊重されることを願ってこれま

でさまざまな取り組みが行われてきた．1948年には「世界人権宣言」が第3回国連総会にて採択され，「経済的，社会的および文化的権利に関する国際規約（社会権規約）」「市民的および政治的権利に関する国際規約（自由権規約）」など人権問題が取り組まれてきた[1]．

　障害者に関する取り組みには，「知的障害者の権利宣言」(1971)，「障害者の権利宣言」(1975)，「障害者のための十年」(1983〜)，「障害者の権利に関する条約」(2006) があり，これらに基づき日本においては，「障害を理由とする差別の解消の推進に関する法律」(2013) が制定されている．障害者の権利宣言 (1975) では，「障害者は，その人間としての尊厳が尊重される生まれながらの権利を有している．…(略)…このことは，可能な限り通常のかつ十分に満たされた相当の生活を送ることができる権利を意味する」と述べられており，どのような障害を有していても市民と同等の権利を有していることを宣言している．

　1991年には，高齢者のための国連原則が採択された．この原則は，自立，参加，ケア，自己実現，尊厳の5つの柱からなる．高齢者のケアに関する原則のなかで，「高齢者は，いかなる場所に住み，あるいはいかなる状態であろうとも，自己の尊厳，信念，要求，プライバシー及び，自己の介護と生活の質を決定する権利に対する尊重を含む基本的人権や自由を享受することができるべきである」ことが挙げられている．

　多くの高齢者は，これまで担ってきた社会的な役割や所得の喪失，肉体の衰え，身近な親族や友人の死，自らの記憶さえときに喪失することを経験する．これらは，自らの生活を変化させる．生活水準が低下し，生活空間が縮小し，人間関係を含む生活そのものが豊かさを失ってしまうこともある．そして，ときに老いは何らかのケアの必要性をもたらす．

　ケアの本質は，その人の人生・生活・生命を支え，よりよい生を作り出すことにあるとされる．ケアは，自己と他者の間で展開される相互行為であり，他者の成長，満足，喜びを，自分の喜びとして生きがいにでき，他者の感じる苦痛に共感する．そして，その苦痛や生活困難を軽減し，あるいは克服することをともに追求する．言い換えれば，ケアそのものがその人の尊厳を保持する行為であるともいえる．

## 2．権利擁護に関連する制度

### 1）社会福祉基礎構造改革と権利擁護施策

　第二次世界大戦後の日本の社会福祉制度は，「児童福祉法」(1947)，「身体障害者福祉法」(1949)，「生活保護法」(1950) のいわゆる福祉3法からスタートし，「老人福祉法」は1963年に成立した．デイサービスなどの高齢者の在宅ケアサービスが事業化されたのは1970年代後半である．戦後，行政による福祉サービスは，基本的に措置制度に基づく行政処分，つまり行政機関が福祉サービスの種別や量を決定し，その提供は行政もしくは社会福祉法人が担い，利用料は所得に応じて負担額が変わる応能負担の仕組みがとられてきた．

　しかしながら，戦後50年を経て，少子・高齢化の進展，家庭機能の変化，国民の意識の変化，障害者の自立と社会参加の進展などに伴い，社会福祉の新たな枠組みを模索していく必要

性が出てきた．そこで，1997 年から厚生省において社会福祉全体の基礎構造の見直しが開始され，中央社会福祉審議会社会福祉基礎構造改革分科会により「社会福祉基礎構造改革について」(1998) が発表された．

　社会福祉基礎構造改革においては，「措置から契約へ」という言葉に代表されるように，利用者が事業者と対等な関係に基づき自らがサービスを選択し利用する制度への転換が図られた．契約による福祉サービスの利用は利用者の選択を通じて利用者の満足度を高める効果が期待される一方で，たとえば重度の認知症をもつ高齢者のように自己決定能力が低下し契約行為ができない，契約を行えたとしても対等な関係で契約が行われたとはみなせず，正当な権利の行使ができない場合などが想定された．福祉サービスが「契約」へと移行するなかで，権利擁護の仕組みを構築することは不可欠であり，2000 年の介護保険法の施行と時を同じくして，「成年後見制度」と「地域福祉権利擁護事業」が施策化された．また，2005 年の介護保険法の改正で，地域支援事業のひとつとして権利擁護事業が組み込まれ，成年後見制度の活用，虐待事例への介入支援，消費者被害の防止などの相談に地域包括支援センターが応じることになった．

　契約における権利擁護事業は，事業者と利用者の対等性と 1 人ひとりに適切な個別性重視を保証できるかどうかで，その真価が問われるもの[2]であろう．

## 2）日常生活自立支援制度と成年後見制度

　民法に基づく禁治産・準禁治産制度の見直しが行われ成年後見制度へと移行した．従前の禁治産・準禁治産の制度の課題は，本人の判断能力について「あるかないか」の二者択一的で判断能力の程度の違いを考慮に入れることがしづらく硬直的な制度になっていた．また，禁治産・準禁治産の宣言を受けた者が戸籍に記載されるなどが敬遠され，十分な利用に結びついていなかった[1]．成年後見制度では，本人の判断能力に応じ，補助，保佐，後見に類型化され，合わせて日常生活の支援である身上監護が重視され，その人それぞれに応じた形での支援が可能となり，戸籍への記載もなくなった．だが，成年後見制度の課題[3]は，親族以外の第三者が後見（専門職の後見）を行う場合において，人材の確保や高齢者本人に資力がなく後見報酬の支払いが困難な場合の財源が確保できるかどうか．また，成年後見制度の申し立てが困難な場合，市町村長が申し立てを行うことが可能であるが，初期のころに比べ改善しているとはいえ，市町村長申し立ての件数は少なく，予算の確保や要綱の作成などさらなる取り組みが期待されている．

　地域福祉権利擁護事業（福祉サービス利用援助事業）は 1999 年 10 月から全国で実施され，2007 年に「日常生活自立支援事業」と名称が変更された．この事業は，社会福祉法上の第 2 種社会福祉事業として，「精神上の理由により日常生活を営むのに支障があるものに対して，無料又は低額な料金で，…(略)…福祉サービスの提供を受けるために必要な手続き又は福祉サービスの利用に要する費用の支払いに関する便宜を供与すること」と定義され，主に社会福祉協議会が実施している．成年後見制度では家庭裁判所の審判により同意権・取消権が付与されるが，日常生活自立支援事業では同意権・取消権を設定することはできず，高齢者・障害者を狙った

悪徳業者の被害などから対象者を完全には保護できない．日常生活自立支援事業は低所得者が利用しやすい制度であるが，成年後見制度の併用が必要となる場合もある．

### 3）サービスの質の向上と評価

　社会福祉基礎構造改革では，福祉サービスの提供主体についても転換が図られ，社会福祉事業の充実活性化策として，①社会福祉事業範囲の拡充，②社会福祉法人設立要件の緩和，③社会福祉法人の運営の弾力化，④多様な事業主体の参入促進などが挙げられた．そして，利用者の選択を通じた適正な競争を促進するなど，市場原理を活用することにより，サービスの質と効率性の向上を促すことが目指された．

　2000 年の介護保険法の施行とともに，社会福祉法人の規模が拡大し，営利企業を含むさまざまな主体により福祉サービスが提供されるようになった．ホールヘルパーやデイサービスなどの福祉サービスの供給量は格段に増加し，国民はこれらにアクセスしやすくなった．

　福祉サービス提供者のほとんどは，自らの実践をよりよいものとするため，日々努力を重ねている．しかしながら，福祉サービスの急激な拡大は，コムスン（2005 年）の事件に代表されるような福祉サービス供給側の課題をクローズアップさせた．コムスンの事件は，企業が利潤を得るために，事業所の人員体制の虚偽申請，架空請求と不正受給などを組織的に行い，行政処分を受けたものである．これらの問題は重く受け取られ，2008 年の介護保険法の改正で事業所の不正事案についての対策が強化された．事業所への評価体制を構築し，サービスの質を向上させるような取り組みが重要である．

　社会的弱者への権利侵害事案である貧困ビジネスの問題もクローズアップされるようになっている．2002 年に「ホームレスの自立の支援等に関する特別措置法」が成立し，国の責務として対策がとられることになり，これまでに比べさまざまな支援が対象者に届きやすくなった．だが，制度を悪用し，自らの生活の基盤を確保することが困難なケアを必要とする高齢者やホームレス等の保護を装い，生活保護費や年金などを搾取し，医療や介護給付費を不正請求し利益を得る「囲い屋」といわれる業者が出てきた．大阪府[4]や埼玉県[5]などでは，これらの貧困ビジネスを規制する条例を制定し対策に取り組んでいる．

　ケアを提供する事業所を監督・評価する仕組みや，ケアの質を向上させる取り組みは，ケア対象者の権利を養護するうえで欠かせないものである．このような観点から，第三者評価事業，情報公開制度，福祉サービス苦情解決システム，介護保険法での苦情処理システム，介護相談員等派遣事業，民間のオンブズマン活動などは権利擁護に関連する大切な事業であると考えられている．

　大國[2]が「権利擁護事業は，福祉サービス提供者の側や権利擁護事業を行うものの独り善がりや自己満足に終始してはならず，すべての人びとが，いかに上手に権利擁護事業を利用して，よりよい福祉サービスにつなげるかが大切なのである」と述べているように，福祉サービスを提供する 1 人ひとりが，利用者の立場に立ち，自らの実践を振り返り，権利擁護に向けた実践を行っていくことが大切であろう．

## 3．在宅ケアと虐待の防止

### 1）虐待防止に関する法

　日本における虐待防止に関する法律は，「児童虐待の防止等に関する法律」（2000），「高齢者虐待の防止，高齢者の養護者に対する支援等に関する法律」（2005），「障害者虐待の防止，障害者の養護者に対する支援等に関する法律」（2011）がある．「配偶者からの暴力の防止及び被害者の保護に関する法律」（2001）についても，家庭内の暴力の防止を目的としており，虐待防止法のひとつとみなされることが多い．

　高齢者虐待の防止，高齢者の養護者に対する支援等に関する法律，障害者虐待の防止，障害者の養護者に対する支援等に関する法律の2法については法律の名称が示すように，虐待の防止とともに養護者支援が強く打ち出されている．虐待の発生は，ある面でケアの課題とリンクしている．日本における介護負担に関する研究では，高齢者虐待の要因として「認知症やそれに伴う問題行動」や「介護による精神的苦痛・ストレス」「重介護状態であることなどの身体的負担」「家族・親戚の無理解・無関心」などが虐待行動と関連することが報告されている[1,6,7]．虐待という行為は，被虐待者の尊厳を奪い，精神的あるいは身体的な荒廃にもつながるものであり，どのような理由があるにせよ許されるものではないが，社会から孤立し，慣れない介護に追い詰められ，通常の精神状態から逸したなかで，本意ならず虐待を行ってしまった介護者を，ただ単に責めるだけでは虐待の問題の解決は期待できない．虐待を行ってしまった介護者もまたケアを必要とする人であることを認識し支援に当たる必要がある．また，認知症による本人の混乱は，周りの環境や関わり方で改善するといわれており，認知症の人への支援の質を高めることが重要だろう．

### 2）高齢者虐待について

　高齢者虐待の防止，高齢者の養護者に対する支援等に関する法律（以下，高齢者虐待防止法）では，高齢者虐待を「養護者による高齢者虐待および養介護施設従事者等による高齢者虐待をいう」と定義している．高齢者虐待は「高齢者が他者からの不適切な扱いにより権利利益を侵害される状況や生命，健康，生活が損なわれるような状態に置かれること」と捉えられ，身体的虐待，介護・世話の放棄・放任，心理的虐待，性的虐待，経済的な虐待の5つが定義されている[8]．高齢者虐待対応の一義的な責任主体は市町村とされ，地域包括支援センターは虐待対応の協力機関であり，地域における中核機関のひとつとみなされている．

　厚生労働省[9]が把握した市町村の窓口への高齢者虐待に関する相談通報件数は，養護者によるものが2011年度25,636件，うち16,599件が虐待を受けたと判断され，死亡事例は27件であった．介護保険が導入されるまでの調査研究では長男の妻からの虐待がクローズアップされていたが，厚生労働省の全国調査が開始された2007年以降，「未婚の子と同居世帯」「息子」からの虐待，被虐待高齢者は「女性」「認知症あり」の占める割合が高くなっており，そこへの支援のあり方が課題となっている．また，「夫婦二人世帯」「夫」の虐待件数も増加傾向にあり，

老老介護や男性介護者への支援の重要性が増している.

　養介護施設従事者については, 相談通報件数が 687 件, 虐待の事実が認められたものが 151 件であった. 相談通報件数と虐待だと判断された件数に差がある. この差がどうして生じているのか詳細は分からないが, 介護現場は密室化しやすい構造にあり, 第三者の目が届きにくく, 虐待の事実確認が行いにくいことが影響している可能性がある.

### 3）障害者虐待について

　障害者虐待の防止, 障害者の養護者に対する支援等に関する法律（以下, 障害者虐待防止法）では,「障害者虐待」を「養護者による障害者虐待, 障害者福祉施設従事者等による障害者虐待及び使用者による障害者虐待をいう」と定義し, 高齢者虐待防止法と同様の 5 つの虐待が定義されている. 障害者虐待防止法では, 使用者による虐待が加えられ, 就学する障害者等に対する虐待の防止について啓発活動等を行うことも明記されている. また, 身体拘束が虐待であることが明記された. 虐待防止の体制については, 市町村は市町村障害者虐待防止センターをおき虐待防止業務を担うこと, また, 都道府県は都道府県障害者権利擁護センターをおき市町村相互間の連絡調整や市町村に対する情報の提供, 助言その他必要な援助を行うこととされている.

　障害者虐待の現状について, まだ障害者虐待防止法は施行されてから年月がたっておらず, 十分な統計的な資料が得られているわけではないが, 厚生労働省[10]の発表によると障害者虐待防止法の施行（2013 年 10 月 1 日）から 2014 年 3 月 31 日の半年間に相談通報された件数は, 養護者によるものが 3,260 件, 施設従事者等が 939 件, 使用者が 303 件, 市区町村により虐待だと判断された件数は, 養護者によるものが 1,311 件（1,329 人）, 施設従事者等が 80 件（176 人）, 使用者等 133 件（194 人）であった. 養護者による虐待について, 続柄は「父」「母」, 年齢は「60 歳以上」「50〜59 歳」, 障害種別は「知的障害」「精神障害」, 被虐待者は「女性」が多く, 年齢にかたよりはみられなかった. 今後, 障害者虐待の実態の把握や要因調査, 支援方法の開発などが求められる.

【第 3 章Ⅲ. 文献】
1）大國美智子, 久岡英樹：高齢者の権利擁護. 第 1 版, 1-204, ワールドプランニング, 東京（2004）.
2）大國美智子：契約制度のなかでの高齢者の権利擁護事業. 老年社会科学, **26**（4）：462-467（2005）.
3）滝沢　香：高齢者虐待における成年後見制度の活用. 保健の科学, **49**（1）：31-34（2007）.
4）大阪府地域福祉推進室社会援護課：大阪府被保護者等に対する住居・生活サービス等提供事業の規制に関する条例の概要（http://www.pref.osaka.jp/shakaiengo/jyoureikoufu/taishoujigyou.html,2013.12.15）.
5）埼玉県福祉部社会福祉課医療保護・ホームレス対策担当：埼玉県被保護者等住居・生活サービス提供事業の業務の適正化等に関する条例の概要（http://www.pref.saitama.lg.jp/site/homeless/mutei-jourei.html,2013.12.15）.
6）上田照子, 水無瀬文子, 大塩まゆみ, ほか：在宅要介護高齢者の虐待に関する調査研究. 日本公衆衛生雑誌, **45**（5）：437-448（1998）.
7）津村智恵子：在宅要介護高齢者の介護負担と虐待要因に関する研究. 日本在宅ケア学会誌, **2**（1）：41-50（1999）.

144

8） 黒田研二，清水弥生，佐瀬美恵子編：高齢者福祉概説．第3版，192，明石書房，東京（2012）．

9） 老健局高齢者支援課認知症・虐待防止対策推進室：平成23年度高齢者虐待の防止，高齢者の養護者に対する支援等に関する法律に基づく対応状況等に関する調査結果（http://www.mhlw.go.jp/stf/houdou/2r9852000002rd8k.html,2013.12.15）．

10） 社会・援護局障害保健福祉部障害福祉課地域生活支援推進室：平成24年度都道府県・市区町村における障害者虐待事例への対応状況等（調査結果）（http://www.mhlw.go.jp/stf/houdou/0000028282.html,2013.12.25）．

（水上　然）

# IV.　地域包括ケアシステムと在宅ケア

## 1．はじめに

　地域包括ケアシステムの推進がうたわれて久しいが，これをどのように具体的に進めていくかについては，ほとんど言及されてこなかった．数年前に，地域ケア会議を実施することが地域包括ケアシステムを進めていく方法として位置づけられたが，その具体的な方法についてもほとんど明らかにされてこなかった．そのため，本稿では，まずは，地域包括ケアシステムを推進するためには，日常生活圏域での体制をつくることと，日常生活圏域で提供されるサービスやサポートの整備の2つの要件が必要であることを示す．前者の体制づくりについては，地域の団体や機関の実務者による支援困難事例の検討と代表者による地域支援計画の作成・実施を連続していくことで，必要な社会資源が開発され，サービスデリバリーシステムを確立することを明らかにする．後者については，公的なサービスに加えて，多様なインフォーマルケアやセルフケアの開発の必要性について言及する．

## 2．地域包括ケアシステムとは

　地域包括ケアシステムとはなにを意味しているのであろうか．「地域における医療および介護の総合的な確保の促進に関する法律」（2014年）第2条で，「地域包括ケア地域の実情に応じて，高齢者が，可能な限り，住み慣れた地域でその有する能力に応じ自立した日常生活を営むことができるよう，医療，介護，介護予防（要介護状態若しくは要支援状態となることの，予防又は要介護状態若しくは要支援状態の軽減若しくは悪化の防止をいう），住まい及び自立した日常生活の支援が包括的に確保される体制」とされている．ここでは，住み慣れた地域とし

て日常生活圏域を設定することに特徴があり，30 分程度でサービスが届けられる中学校圏域が想定されている．そこでの中核機能を担うのが地域包括支援センターである．

　ここでいう「包括」は，英語では comprehensive あるいは integrated という意味であり，① 対応するニーズが包括であり，利用者の医療，介護，住宅，雇用，所得等のあらゆるニーズに包括的に対応することである．これには，個々の利用者に対してワン・ストップでサービスが提供されることを含んでいる．②対応する提供者が包括であり，セルフケア，インフォーマルケア，フォーマルケアを一体的に対応させることである．③対応する利用者が包括であり，本来であれば，子どもから高齢者までを含めたすべての住民に対応することである．ただし，今回は介護保険財源で実施しているため，高齢者が中心になっている．これらの包括の内容に加えて，利用者の時間的な変化に合わせて継続的にサービス提供されることを加えて，包括的・継続的ケアとよぶ場合もある．

　ここでいわれる地域包括ケアシステムはコミュニティケアの推進であることに違いはないが，政策的には，保健・医療・介護といった厚生労働省の施策だけでなく，住宅といった国土交通省の施策を土台に取り込んだものとなっている．ただし，介護保険制度を基に推進されていることから，高齢者を対象にしたものから，すべての住民を対象としたものに，財源も含めて，どのようにシフトしていくのかは大きな将来課題である．同時に，対象者を拡大することになれば，所得保障，雇用，教育，人権擁護といった施策も包含して地域包括ケアシステムを検討していく必要がある．

## 3．地域包括ケアシステムを支える 2 つの要件

　地域包括ケアシステムを推進するためには，第一に，地域の体制を構築することであり，受け皿である地域の器づくりが必要である．それは，地域のネットワークづくりとよばれるものである．これについては地域包括ケアシステムの地域体制をつくることである．第二は，新たにつくられる地域の器に高質で多様な社会資源の量的確保を図っていくことである．これらには，具体的に現在進められている「小規模多機能型居宅介護」「定期巡回・随時対応型訪問介護看護サービス」「複合型サービス」，配食サービス，見守りサービスやサロン活動といった「生活支援サービス」，さらには国土交通省が推進している「サービス付き高齢者向け住宅」等がある．これらについては，介護保険財源や租税に依拠することになるが，他方，住民の支え合いであるインフォーマルケアを推進していくことも重要である．同時に，高齢者自身が潜在的に有しているセルフケアの活用も不可欠である．すなわち，「自助」「互助」「公助」を最大限動員し，3 者のバランスを確保していくことになる．

　本稿では，これら 2 つの要素について，あるべき方向を示すことで，高齢者ができる限り長く日常生活圏域で生活が続けられることを示すこととする．

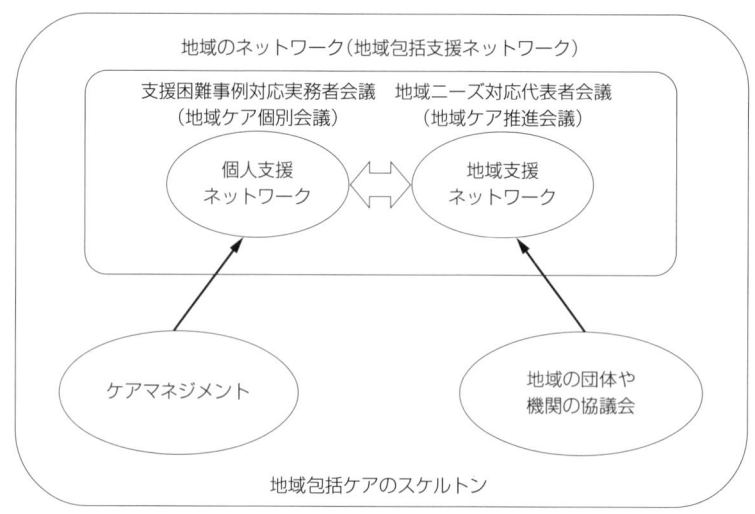

図 3-4-1　地域包括ケアと地域のネットワークの関係

## 4．地域包括ケアでの日常生活圏域のシステム

　第一の地域の器づくりである地域のネットワークづくりは地域包括ケアシステムのスケルトンを作り上げることである．これは個々の利用者に対するネットワークづくりでもあるケアマネジメントと，地域の機関や団体の連携を可能にするネットワーキングを実施し，個人支援と地域支援を結びつけることである．前者の個人支援は介護支援専門員が，後者の地域支援は地域包括支援センターが主として担うことになる．そのため，地域包括ケアシステムの地域の器は主として介護支援専門員と地域包括支援センターの合作で作り上げることになる．

　地域のネットワークづくりの展開は，以下の2つが基本である．

　介護支援専門員はケアマネジメントを実施していくが，支援困難事例にも遭遇する．この事例について，事例に関係する実務者が参加して，事例検討を行い，妥当な，あるいは妥協的なケアプランがつくられる（実務者による支援困難事例の検討会，以下，地域ケア個別会議とする）．

　こうした支援困難事例が累積されていくと，地域のニーズが明らかになってくる．こうした地域のニーズに対しては，地域の団体や機関の代表者が参加して，ケアマネジメントと同じ手法である PDCA（plan-do-check-action；プラン-実行-チェック-行動）サイクルでもって，地域支援計画を作成・実施していく（代表者による地域ニーズ解決に向けての検討会，以下，地域ケア推進会議とする）．

　これら2つの検討会が連続性をもって実施されることにより，地域包括ケアシステムは地域の社会資源を豊富にし，支援困難事例が少なくなり，個々の利用者に必要な社会資源が継続的に提供されることで，在宅生活を続けられる人々が増加していくことになり，在宅生活の限界点が上がることになる．以上の枠組みを示すと，図3-4-1のようになる．

　この図3-4-1で地域のネットワーク（地域包括支援ネットワーク）を構成するのは，地域ケア個別会議と地域ケア推進会議である．厚生労働省は，地域包括ケアシステムを推進していくもっとも重要なツールとして地域ケア会議を位置づけるようになり，地域ケア会議を2つに分け，前者を地域ケア個別会議，後者を地域ケア推進会議とよんでいる．

## 1）地域ケア個別会議とは

　地域ケア個別会議は，支援困難事例について，関係者が集まり，支援内容を検討し，ケアプランを確定し，決定していく場である．そのため，支援困難事例のケアマネジメント過程を再検討する場であるといえる．具体的には，会議への参加者でもって，ケアマネジメント過程を点検し，どこに困難性なり問題点が生じているかを明らかにすることである．ケアマネジメントの過程である，ケース発見段階，スクリーニングや契約段階，アセスメント段階，ケース目標作成段階，ニーズ把握の段階，ケアプラン作成段階，ケアプラン実施段階，モニタリング段階の，どの段階で困難性が生じているのかを明らかにし，解決方法を検討することである．

　たとえば，ケース発見段階での問題や困難性であれば，悪徳商法に引っかかった高齢者がいるがだれか分からない，スクリーニングや契約段階であれば，虐待の可能性がうかがえるが相談につながらない，アセスメント段階であれば，意思表示が十分でないため利用者の状態が十分理解できない，ニーズ把握の段階であれば，自らできるにもかかわらずさまざまな支援を求めてくる，ケアプラン作成段階では，ニーズに合った社会資源がないことや利用者がケアプランを受け入れない，ケアプラン実施段階では，介護職員の変更で提供されているサービス内容が異なったものになる，モニタリング段階では，ケアマネジャーと利用者の信頼関係が崩れ，家庭訪問を拒否されるといった事例がある．結果として，高齢者の権利が守られていなかったり，高齢者の在宅生活がむずかしくなっていたり，高齢者の生活状況を増悪させていたり，高齢者と家族，ケアマネジャー，介護サービス事業者，地域の人々との関係がむずかしくなっていたりといった事例である．

　地域ケア個別会議は地域包括支援センターが主催する以上，センター職員が司会をし，全体をまとめていくことになる．そこでは，どのようなケアマネジメント過程の段階で困難性を生じているかを確定し，それについてどのように対応していくかを話し合うことになる．対応した結果について，継続して地域ケア個別会議でモニタリングしていくことになるが，高齢者の生命にも影響するような緊急性の高い事例ほど，実際の支援も頻繁に点検されるが，モニタリングのための地域ケア個別会議も頻繁に開催されることになる．

　ここでの困難性の背景には，利用者，ケアマネジャー，サービス事業者等も関係しているが，こうした困難性に対する解決策は妥当な解決方法が見つかることもあれば，妥協的な解決方法になる場合もある．その際には，介護サービス事業者や他のサービス事業者，家族，地域の人々と話し合いをしたり，依頼したりすることで，解決を図ることもある．

　支援困難事例の対象には，要支援者や要介護者だけでなく，健康な高齢者も含まれる．また，高齢者のいる世帯ではあるが，家庭に子どもや孫に問題が生じている場合もある．これは地域

包括ケアシステムが高齢者を対象にしていることによるものであり，本来であれば高齢者以外のすべての住民の支援困難事例についても，このような地域ケア個別会議で検討されることが望ましいといえる．

　この地域ケア個別会議への参加者は，支援困難事例に関係する人々ということであるが，さらに詳しくいえば，支援困難事例を解決するために作成されるケアプラン実施に加わるであろうと予想される人材である．会議への参加者については，事例の提出者と地域包括支援センターが協議して決定することになる．参加者には，近隣や自治会役員等のインフォーマルケアの人材も参加してもらう以上，守秘義務の確保が不可欠である．そのため，支援困難事例について外部に口外しないことの約束を文書等でもらっておくことが必要である．

2）地域ケア推進会議とは

　支援困難事例に対する地域ケア個別会議については，それなりに実績が上がっているが，地域のニーズについて検討し，さまざまな活動を推進していく地域ケア推進会議については，ほとんど実施されていないのが実態である．それは地域包括支援センターごとに地域の団体や組織の協議会がないことから，代表者を集めることが困難なことが挙げられる．ただ，代表者による会議が実施されなければ，地域のニーズに応えた支援を進めていくことは困難である．

　地域包括支援センターに設置された地域ケア推進会議で，地域のニーズに基づき地域支援計画を作成・検討することになる．地域支援計画のつくり方は，地域包括支援センターの3職種が生活圏域での地域のニーズを確認し，それらを基に，地域支援計画原案を作成し，地域ケア推進会議に諮り，検討することである．地域のニーズ把握については，地域ケア個別会議で検討した事例が基本となり，さらにケアマネジャーや自治会役員・民生委員等からの聴き取りでもって付加的に得られたデータから把握することになる．これがアセスメントに相当する．

　地域支援計画の原案には，地域のニーズを満たすために，地域の団体や機関が共同してさまざまな活動を行っていくことが計画される．たとえば，地域ケア個別会議で議論した虐待事例について，発見が遅れたため，即特別養護老人ホームへの措置入所となったことから，地域包括支援センターの職員は日常生活圏域での虐待事例について，ケアマネジャーの会議や民生委員協議会の会合で情報を得るためのアセスメントを行った．結果として，ケアマネジャーの団体からは，介護サービスを知らなかったり利用していない家庭で虐待が生じやすいこと，認知症の人が虐待を受けやすいことを，民生委員からは，地域との関わりが薄く，孤立している家庭に虐待が生じやすいとの情報を得た．そこで，地域包括支援センターの職員は，表3-4-1のような「被虐待事例を早期に発見するために」という大目標を掲げて地域支援計画の原案を作成し，代表者の組織に計画原案を提案し，議論してもらうことにした．

　この地域支援計画原案を地域ケア推進会議で話し合い，そこで合意を得て，計画を実行に移していくことが基本である．ただし，地域ケア推進会議に先立って，職員は地域支援計画原案に記載されている団体・組織に対して説明し，了解を得ていく交渉や根回し（ネゴシエーション）が必要である．そこで個々の団体や機関で議論され，一定の了解を組織や団体の代表者か

表 3-4-1　地域の支援計画表の例

地域の目標＝被虐待者の早期発見・早期対応を推進する

| ニーズ | 目標 | 実施内容 | 担当・役割 | 場所 | 実施時期 |
|---|---|---|---|---|---|
| 要介護者に対して，必要なサービスを利用してもらう | 要介護者や家族のニーズに即した介護サービスの提供を行う | ①介護保険制度の利用促進パンフレットの作成 | 地域包括支援センターと行政で作成し，自治会を介して配付<br>配付先：高齢者のいる世帯 | | 2012 年 8 月配付 |
| | | ②介護支援専門員の家族介護者への支援方法のための勉強会の実施 | 講師：大学教員<br>対象者：介護支援専門員<br>事務局：地域包括支援センター | 市民会館 | 2012 年 5 月<br>2012 年 10 月 |
| | | ③介護サービス未利用要介護者についての，要介護者および家族の状況把握の実施 | 保険者から情報を得て，地域包括支援センター職員が家庭訪問する<br>訪問後，地域包括支援センターで検討会を実施 | 未利用者の家庭 | 66 ケースについて，2012 年 5〜7 月に実施 |
| 要介護者を抱える家族と地域との関わりをつくる | 要介護者家庭が地域との交流をもてるようにする | ①虐待事例についての，地域の役員に対する研修会の開催 | 講師：地域包括支援センター社会福祉士<br>対象：民生児童委員，自治会役員<br>事務局：民生委員協議会 | 市民会館 | 2012 年 8 月<br>2013 年 2 月 |
| | | ②認知症の人のいる家庭訪問活動の実施 | 民生委員協議会<br>事務局：介護支援専門委員会が連絡調整 | 要介護の認知症の人の家庭 | 月に 1 回 |

ら得られたうえで，地域ケア推進会議を開催する．会議では，それぞれの団体や機関の参画の下，原案が検討され，時には原案が修正されることになる．

　当然，原案にはいまだ地域ケア推進会議に参加していない団体・機関が含まれる場合もあるが，その場合でも，地域ケア推進会議の前に，了解を得たり，了解を得るよう団体・機関で諮ってくれるよう交渉することが必要である．

　以上のような地域支援計画の作成・実施は，ニーズが個人のものか，生活圏域という地域のものかの違いはあるが，問題の発見→アセスメント→計画の作成→計画の実施→モニタリングの過程でもって実施されるものである．ただし，地域支援計画では，ケアマネジメントのようなアセスメント票は準備されていないが，行政，ケアマネジャー，民生委員等からのヒヤリング，またさまざまな行政のデータや調査結果を基に行い，支援困難事例から抽出されてきたニーズをより鮮明なものにする．同時に，地域支援計画のモニタリングは，計画作成時に 1 年間の計画とした場合には，1 年ごとに見直していくことになる．

　このような地域支援計画の作成・実施は，さまざまな団体・機関が共同して活動していく根拠に，地域のニーズをベースにする必要があるからである．地域のニーズを無視した活動は，長続きがせず，ひいてはネットワークづくりにはならない．同時に，計画が作成・実施されれば，地域包括支援センターの業務が可視化し，地域住民からの理解が得られ，センターの認知

度を高めていくことになる．他方，日常生活圏域での地域のニーズに対して当該地域の団体や機関が協力しながら活動することで，結果として，地域の団体や機関のネットワークが生まれ，強化されていくものである．

　地域包括支援センターが地域支援計画を推進していく際には，PDCA サイクルが不可欠である．このことは，地域の団体・機関のネットワークをつくるためには，団体・機関が協力し合って，さまざまな活動を行っていくことが基本になる．この具体的な活動として，定期的な会議や研修会の開催，介護予防活動，パンフレットや福祉マップづくり，連絡体制づくりといったことが含まれてくる．

　地域ケア推進会議で地域支援計画を実施していくためには，センター職員には計画作成の能力のみでなく，根回しや交渉を実施する能力が求められる．また，地域支援計画の内容について的確に説明できるプレゼンテーション能力も大切である．同時に，地域ケア推進会議を進めていくファシリテーターとしての能力も必要である．これについては，地域ケア推進会議だけでなく，地域ケア個別会議を進めていく場合にも必要なことである．

　また，委託を受けているセンターの場合には，設置者である市町村との連携も重要である．地域支援計画の内容が市町村にも理解され，同時に計画の作成・実施にあたって協力が得られる体制が重要である．具体的には，作成された地域支援計画原案について市町村から合意が得られ，各団体・機関との交渉にあたっても支援を得ることである．

　このような日常生活圏域では十分な解決ができず，市町村レベルで解決すべきニーズに対しては，市町村レベルでの地域の団体や機関の代表者の会議で対応することになる．さらに，市町村を超えた広域的なニーズに対しては，広域の団体や機関の代表者からなる会議で対応することになる．そのために，そうしたニーズについては市町村や広域の組織に働きかけていく場合もあれば，まずは日常生活圏域で事前に解決するために地域支援計画を作成・実施し，その実績を広げていく場合もある．

## 5．日常生活圏域での地域包括ケアシステムの枠組み

　以上のようなことを実施していくなかで，地域のネットワークがつくられていくことになるが，地域包括ケアシステムの推進には，介護支援専門員と地域包括支援センターが車の両輪であり，その力量が求められる．ケアマネジャーの役割は利用者のニーズに合わせて社会資源と結びつけることであるが，結果として利用者を支えるネットワークをつくっていることになる．一方，地域包括支援センターは地域内にある団体や機関のネットワークづくりが求められており，それを地域のニーズに合わせた地域支援計画を作成・実施することで可能となる．これを図に示せば，図 3-4-2 のようになる．

　この図は地域包括ケアシステムのスケルトンを示しているが，ここから分かることは，ケアマネジャーは個人のニーズに応えるケアプランを作成・実施し，一方地域包括支援センターは日常生活圏域のニーズに応える地域支援計画を作成・実施する．両者の活動により地域包括ケ

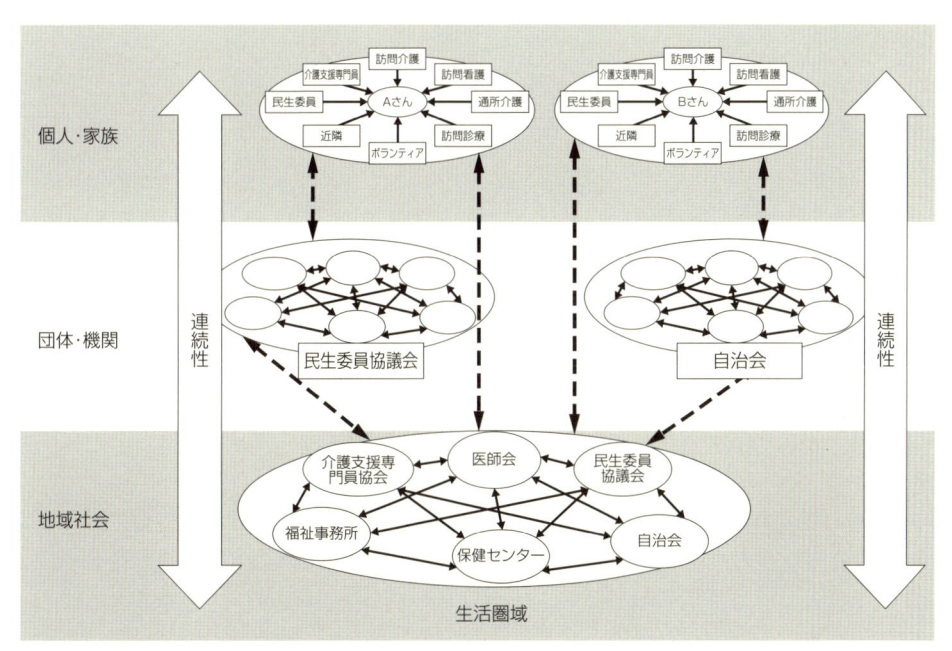

図 3-4-2　地域包括ケアシステムのスケルトン例

アシステムの基礎である地域のネットワークを形成することができる.

## 6. 地域包括ケアシステムを支えるケアの課題

　以上が, 地域包括ケアシステムでの地域の器づくりであるが, 器づくりを介して必要な社会資源が開発されていくことも明らかにしてきた. この器に盛られるケアが陳腐なものであれば, 利用者が長期にわたり在宅生活を継続していくことは困難である. そのため, ここで議論されるべきケアの範囲としては, セルフケア, インフォーマルケア, フォーマルケアのすべてを見渡し, 全体的なバランスをもって, 多様なケアを日常生活圏域で定着させていくことが必要である. 今後のセルフケア, インフォーマルケア, フォーマルケアの推進すべき方向について言及する.

### 1) セルフケアの充実

　セルフケアとは利用者個人が有している能力や意欲・嗜好のことであり, それらを高めていくことで, 自らケアすることを広げていくことになる. これについては, ケアマネジャーが利用者のストレングスを把握して, それをケアプランに活用していくことで可能となる. 同時に, 地域社会自体のストレングスの活用も重要であり, 地域支援計画の作成にあたって, それぞれの地域社会が有している強さを生かしていくことである. これは, 個人のストレングスをいかしたケアプランの作成と共通することであり, 利用者個人, 地域の団体や機関, 地域社会が有

しているストレングスを生かした計画を作成・実施することである.

　そのために，ケアマネジャーおよび地域包括支援センター職員の力量を高めていくことが必須である. 特に，利用者や地域社会の団体や組織を可能性のあるものとして捉え，単に問題を解決していくよう支援することにとどまらず，利用者や地域社会が自らの力で問題に打ち克っていく能力を高めるよう支援していくことが大切である.

### 2）新しいインフォーマルケアの開発

　インフォーマルケアについては，家族，親せき，近隣，ボランティア等の既存のケアは，現状維持が精一杯の状況である. そのため，NPO 等の活動に期待することが大であるが，インフォーマルケアとフォーマルケアの中間に位置づくようなサービス開発を推進していく必要がある.

　新たに市町村で始まる総合事業では地域支援事業の推進が求められており，その際に，「特に要支援者は生活支援のニーズが高く，その内容は配食，見守り等の多様な生活支援サービスが求められており，生活支援の多様なニーズに応えるためには，介護サービス事業者以外にも，NPO，民間企業，協同組合，ボランティア，社会福祉法人など，多種多様な事業主体の参加による重層的なサービスが地域で提供される体制の構築が重要である」とされている. これは今後始まる地域支援事業として，要支援者を訪問介護や通所介護で支えてきたものを，それらに代わる配食サービス，買い物や見守りサービス，サロン活動等の推進を図ることで，支えていくことと符合する. 結果的に，軽度者には訪問介護の生活援助や介護予防通所介護から生活支援サービスに移行させることにより，介護保険財源の抑制を図っていくことにある.

　要支援者である軽度者を訪問介護や通所介護から生活支援サービスに移行していくことの問題については議論のあるところであるが，生活支援サービスが充実することは，要介護高齢者や健康な高齢者にとっても意義あることである. ただ，このサービスは，有償ボランティアといった地域の人々の主体的な活動の要素と制度的な要素を合わせ持っており，インフォーマルケアとフォーマルケアの中間に位置づくものである. この生活支援サービスを創設してくれる供給組織の可能性は多様に存在する. 第一は，訪問介護事業に移行してしまった株式会社やNPO がまずは考えられるが，それら以外にも，可能性は広がる. レストランや食堂については配食サービスの可能性があるであろうし，NPO 等の有償ボランティアが移送サービスを実施しており，多くのサロン活動もなされており，財源的な補助があれば，営利法人から社会福祉法人，医療法人，NPO 等の非営利法人に至る多様な組織が実施可能であるといえ，その活動が期待される.

　このようなインフォーマルケアやインフォーマルとフォーマルの中間サービスは，日常生活圏域での地域の課題から計画された新しい地域活動として実施されるものでもある. そのため，地域ケア会議での地域ケア個別会議と地域ケア推進会議の要をなす地域包括支援センターの役割が重要になってくる. そのため，生活支援サービスの開発に関わる人材として生活支援コーディネーターが設置されることになるが，このコーディネーターと地域包括支援センター

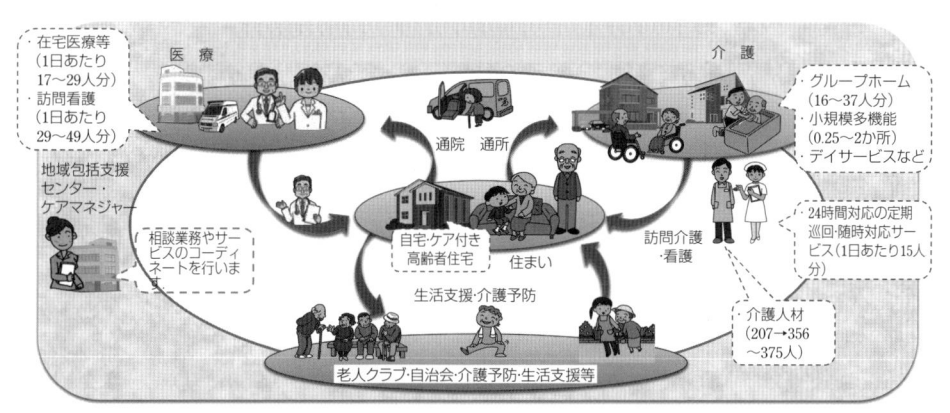

地域包括ケアシステムは，人口1万人程度の中学校区を単位として想定
数字は，現状が2011年，目標は2025年のもので，人口1万人の場合
〔厚生労働省：社会保障・税一体改革成案による介護の将来像（http://www.city.chofu.tokyo.jp/www/contents/137411
2578465/files/komon2.pdf#search='%E5%9C%B0%E5%9F%9F%E5%8C%85%E6%8B%AC%E3%82%B1%E3%82%A
2+%E5%8E%9A%E7%94%9F%E5%8A%B4%E5%83%8D%E7%9C%81+%E4%BA%BA%E5%8F%A31%E4%B8%87
%E4%BA%BA+2025%E5%B9%B4'，2015.4.21）〕

図3-4-3　2025年の地域包括ケアシステムの姿

は表裏一体の関係であるといえる．

### 3）フォーマルケアの現状と課題

　地域包括ケアの器に盛り込まれるべき社会資源としては，新規サービスが強調されている．
厚生労働省は，2025年に日常生活圏域である人口1万人の中学校区を想定して，そこに盛られ
るべきサービスとして，図3-4-3を示している．この図3-4-3では，自宅・ケア付き高齢者住
宅（サービス付き高齢者向け住宅）を基本にして，グループホームが37人分（約4ユニット），
小規模多機能型居宅介護が2か所，定期巡回・随時対応型訪問介護看護が1日あたり15人，在
宅医療等が17〜29人分，訪問看護が29〜49人分利用できている状態をイメージしている．た
だし，これらのサービスがここまで成熟することができるかどうかは，介護保険財源によって
大きく左右されるだけでなく，人材の養成や確保等さまざまな課題がある．

　現実に，図に示されている24時間対応の定期巡回・随時対応サービス（定期巡回・随時対応
型訪問介護看護）については，2014年3月末現在で，434事業所，6,792人が利用しているに
すぎず，国が考える各日常生活圏域で1か所必要であるとすれば，7,000事業所（中学校区が
7,000か所）にとうてい届くような数ではない．このサービスに対してニーズを有する利用者も
一定層いることも事実であり，今後このサービスの増大を図っていくためには，事業者が事業
を始めやすい要件に変更し，利用者にとっては包括払いであるが，施設入所での負担額と比較
して自己負担額の設定を検討する必要がある．

　一方，住宅サービスでは，新規にサービス付き高齢者向け住宅が大量につくられている．こ
れには，1室100万円の補助金がつくことでインセンティブを働かせて拡大している．2015年
1月末で16.9万戸以上が登録するまで拡大している．このようなサービス付き住宅の充実にも

限界が多い．制度的には，サービス付き高齢者向け住宅を終いの住処にできることになっているが，認知症の行動・心理症状（behavioral and psychological symptoms of dementia；BPSD）がひどくなったり，入院期間が長くなると，住宅でのひとり暮らしの生活がむずかしくなってくるケースも多いが，こうした住宅での在宅生活の限界についての議論が十分になされているわけではない．さらには，現実の介護老人福祉施設はユニットケアの下で在宅化が図られ，介護職が常駐しているかどうかの違いがあるとしても，サービス付き高齢者住宅は介護老人福祉施設よりも住宅費を含めてであるが自己負担がかかることについては検討の余地がある．これは利用者側のコストだけでなく，介護保険財源の観点からも検討すべき課題である．

　このように新規サービスに加えて，既存の居宅サービスや地域密着型サービスの量的拡充・質的充実が図られなければ，地域包括ケアは土台はできても，そこに盛られるべきサービスが不十分では，絵に描いた地域包括ケアシステムで終わることになる．そのため，それなりの介護保険財源が将来にわたり準備されなければならない．

　以上，地域包括ケアシステムで器に盛る基本は，利用者や家族のセルフケア，近隣や友人のインフォーマルケアからNPO等の法人によるインフォーマル活動，それらに加えて，介護保険，医療保険，住宅サービス，市町村の保健福祉サービスといったフォーマルケアをいかに効果的・効率的に準備するかである．

## 7．まとめ

　地域包括ケアシステムを確立するためには，地域の仕組みづくりと，そこに利用者に必要なケアの量的拡充・質的充実の2つが必要であることを指摘した．こうしたことができれば，高齢者はできる限り長く日常生活圏域で生活が続けることが可能となる．

【第3章Ⅳ．参考文献】
　地域包括ケア研究会・三菱UFJリサーチ＆コンサルティング：地域包括ケア研究会報告書（平成22年3月）．
　地域包括ケア研究会・三菱UFJリサーチ＆コンサルティング：持続可能な介護保険制度及び地域包括ケアシステムのあり方に関する調査研究事業報告書；地域包括ケアの構築における今後の検討のための論点（平成25年3月）．

（白澤政和）

# 索　引

在宅ケア学
## 第5巻　成人・高齢者を支える在宅ケア

2015 年 7 月 30 日　　第 1 版第 1 刷

| | |
|---|---|
| 定　　価 | 本体 2,400 円＋税 |
| 編　　集 | 日本在宅ケア学会 |
| 発 行 者 | 吉岡正行 |
| 発 行 所 | 株式会社ワールドプランニング |
| | 〒 162-0825　東京都新宿区神楽坂 4-1-1　オザワビル |
| | Tel：03-5206-7431　Fax：03-5206-7757 |
| | E-mail：world@med.email.ne.jp |
| | http://www.worldpl.com |
| 振替口座 | 00150-7-535934 |
| 表紙デザイン | 寄國　聡 |
| 印 刷 所 | 三報社印刷株式会社 |

ISBN 978-4-86351-098-2